经 方 歌 咏

曾宪国 ◎ 编著

中南大学出版社
www.csupress.com.cn
·长 沙·

图书在版编目（CIP）数据

经方歌咏 / 曾宪国编著. —长沙：中南大学出版社，2019.11

ISBN 978-7-5487-3837-4

Ⅰ. ①经… Ⅱ. ①曾… Ⅲ. ①经方－汇编 Ⅳ. ①R289.2

中国版本图书馆 CIP 数据核字（2019）第 274831 号

经方歌咏
JINGFANG GEYONG

曾宪国　编著

□责任编辑	贺慧娥　王雁芳　陈海波
□责任印制	易红卫
□出版发行	中南大学出版社
	社址：长沙市麓山南路　　　邮编：410083
	发行科电话：0731-88876770　　传真：0731-88710482
□印　　装	长沙雅鑫印务有限公司

□开　　本	880 mm×1230 mm 1/32	□印张 9.25	□字数 192 千字
□版　　次	2019 年 11 月第 1 版	□2019 年 11 月第 1 次印刷
□书　　号	ISBN 978-7-5487-3837-4
□定　　价	35.00 元

与你共咏

阅读和背诵方歌是中医最好的行为。这个行为应坚持一生。贪图、享乐，到头来病的不是患者，恐怕是我们自己……

——曾宪国

阅读说明

本书为旧体新意的五言方剂歌。阅读背诵时请您注意以下几点：

一、每个方剂中的药物、症状、治法等，都用歌咏形式表现出来，您可以直接背诵大一点的黑体字，可忽略蓝色小字不看。这样很容易记住方子以及它的加减法。当然，您也可从头到尾熟悉一遍药名的全称，剂量、注释等。

二、剂量中的蓝色小字，药物和药物剂量之间都没有用逗点、顿号隔开，为的是清晰好读，不让版面凌乱。

三、歌咏中的经方、验方的原方药物用剂量表现出来了，但歌咏中的加减部分未用剂量表现，为的是突出原方，显现加减部分。

四、歌咏中的成药，少数没有剂量。

五、欲查方法，书本前面的目录即可查阅；欲查方子，书本后面的经方索引为您提供了方便，它包罗本书所有的正方、附方、衍化方（衍化方，可在注释里加粗黑字查到）。

前言

　　方剂歌赋，历代涌现，出现了不少名篇，帮助我们记住了许多东西。然而，在我们读过的所有方剂歌赋中，七言居多，个别字句因时代进步而使我们读起来艰涩，不利于记忆。

　　于是，笔者就着手写了这本五言诗形式的《经方歌咏》。笔者另辟蹊径，想写出比以往语言更简洁、内容更丰富、遣方更明了的方剂诗歌。目的在于：让读者好读好记，灵活应用于临床。

　　本书所作方歌 318 首，所涉经方共 412 个。其中正方 287 个，附方 31 个，一般衍化方 94 个（有些正方，方名相同的有几个，只将一个作为正方，其余作为附方）。经方，即经验之方，有效之方。包括传统的经方和近几十年以来的有效验方。

　　为了使本书有一个全新面貌，也为了增强它的实用性，笔者将方剂的加减变化也用诗歌表达出来，力求保证内容的流畅性、通俗性。在文字安排上，笔者采用双色字体，黑体大字用于诗歌部分，蓝色小字用于药物剂量和注释部分等。由于字体双色相间，大小错落有致，诗歌朗诵部分文字突出，朗诵过程中不容易造成视觉疲劳，清晰醒目的版面，便于增强记忆。

　　虽然笔者已尽量使诗歌朗朗上口、通俗易懂，但是由于水平所限，书中难免有遗漏之处或不当之词，恳请同道及读者提出宝贵意见并批评指正，在此深表谢意。

曾宪国

2019 年 10 月于长沙

目　录

第一章 解表剂

轻而扬之，汗而发之

第一章　解表剂

（一）辛温解表

1. 麻黄汤《伤寒论》

麻黄9克与桂枝6克，
杏仁9克甘草3克滋。
发热头项痛，
恶寒表证实。
外感一身痛，
麻黄9克杏仁9克苡仁15克甘草3克持。

注　本方辨证要点：恶寒发热，无汗而喘，脉浮紧。
　　本方加薏苡仁，减桂枝，名**麻杏苡甘汤**，主治外感风寒，一身尽痛，日晡所剧者。

2. 桂枝汤 《伤寒论》

桂枝 9 克汤仲景方，
白芍 9 克炙甘草 6 克大枣 4 枚生姜 9 克。
解肌调营卫，
汗出恶风尝。
加黄芩 6 克名阳旦汤，
发热往来疗效良。

> **注** 本方辨证要点：发热头痛，汗出恶风，脉浮缓。
> 　方中加黄芩，名**阳旦汤**，主治发热往来，汗出恶风，项强，鼻鸣干呕。

3. 葱豉汤 《肘后方》

葱白连须 5 条淡豆豉 9 克肘后方，
微寒微热尝。
此方精和简，
轻宣又通阳。
活人葱豉汤加麻黄 6 克葛根 9 克，
解肌力加强。

> **注** 本方辨证要点：微恶风寒，微热头痛，苔薄白。
> 　方中加麻黄、葛根，名**活人葱豉汤**，主治发热恶寒较甚，头项腰背痛，脉紧无力。

4. 九味羌活汤《此事难知》

九味羌活5克汤防风5克，
苍术5克细辛2克白芷3克川芎3克。
黄芩3克生地3克与甘草3克，
解表生姜2片葱白连须3条同。
湿重胸满去生地，
枳壳厚朴纳方中。
咳痰杏仁前胡入，
咽干或痛牛蒡子薄荷从。

注 本方辨证要点：恶寒发热，肢体酸痛，口苦微渴。

5. 香苏散《和剂局方》

香附12克苏叶12克炙甘草3克陈皮6克，
外感风寒气滞宜。
头痛胸脘痞，
理气和中奇。
气逆加苏子法夏，
头痛加蔓荆子白蒺藜。
生姜葱白加何故？
清涕流塞鼻。

注 本方辨证要点：恶寒身热，头痛无汗，胸脘痞闷。香苏散常用于胃肠型感冒。

6. 神术散 《阴证略例》

神术散用防风6克,
苍术6克炙甘草3克生姜2片葱白3条同。
伤冷感寒湿无汗,
祛风化湿宏。
有汗加白术6克,
减苍术又减葱白。

注 本方辨证要点:发热恶寒、风湿表证、身体疼痛。
方中白术易苍术,减葱白名**白术散**,主治内伤冷物,外感风寒,恶风有汗。

7. 葛根汤 《伤寒论》

葛根12克汤麻黄9克,
桂枝6克白芍6克炙甘草6克大枣5枚生姜3片。
感寒头项直,
恶风无汗方。
里热加黄芩6克,
葛根解肌汤良。

注 本方辨证要点:外感风寒,表实无汗,恶风项强。
方中加黄芩,名**葛根解肌汤**,主治发热恶寒,头痛项强,骨节烦痛。

8．大青龙汤 《伤寒论》

解_{表除}烦桂_{枝6克}麻黄_{12克}，
　杏_{仁6克炙}甘_{草6克}石膏_{24克}生姜_{6克}大枣_{4枚}。
无汗兼烦躁，
清里又解表。

注　本方辨证要点：发热恶寒，不汗出而烦躁，脉浮紧有力。

9. 小青龙汤《伤寒论》

解表化饮桂枝9克细辛5克麻黄9克，
白芍9克炙甘草9克法半夏9克五味子5克干姜9克。
束寒内停饮，
温肺化饮良。
无汗重麻黄桂枝，
挟热烦躁石膏襄。
自汗重桂枝白芍，
还加大枣煨姜。
寒解麻黄桂枝去，
或用少量炙麻黄。
饮邪潴留小便少，
桂枝改用肉桂良。
胸满气急咳稀痰，
细辛半夏重无妨。
寒饮偏重细辛干姜倍，
久咳肺虚五味子强。

注 本方辨证要点：恶寒发热，痰白清稀，微喘，或喘息不
得卧。

附方：

射干麻黄汤《金匮要略》

射干 9 克麻黄 12 克汤，
五味子 5 克细辛 3 克大枣 3 枚生姜 9 克。
紫菀 9 克款冬花 9 克法半夏 9 克配，
气急喉鸣痰。

注　本方辨证要点：痰饮上气，喉中痰鸣。

10.　荆防败毒散《医学正传》

荆芥 9 克防风 9 克羌活 9 克独活 9 克川芎 6 克，
柴胡 9 克前胡 9 克枳壳 6 克桔梗 6 克同，
茯苓 9 克甘草 3 克生姜 3 片薄荷 3 克，
四时感冒有奇功。
寒包火去川芎独活，
银花连翘牛蒡子板蓝根从。
小儿兼惊跳，
蝉衣钩藤纳方中。

注　本方辨证要点：体质未虚，外感湿邪，肢体疼痛。
　　寒包火：指外寒症状（怕冷、发热、头痛、无汗等）明显，而其里热症状（咽痛、扁桃体红肿、舌尖红、口干等）也明显者。

（二）辛凉解表

1. 桑菊饮 《温病条辨》

桑叶9克菊花9克薄荷3克连翘9克，

杏仁9克甘草3克桔梗9克饶，

芦根 12 克为清饮，

疏风治上焦。

咳嗽痰稠加瓜蒌皮浙贝，

阳明热入加知母生石膏。

注 本方辨证要点：咳嗽微热，舌苔薄白，脉浮数。

2. 银翘散 《温病条辨》

银花15克连翘 15 克淡豆豉9克牛蒡子9克，

荆芥穗6克薄荷3克桔梗9克竹叶12克襄，

芦根12克甘草6克轻清剂，

初温宜煎尝。

咳加杏仁前胡，

栀子黄芩热甚入方。

汗出热不解，

减荆芥薄荷加青蒿黄芩匡。

泛恶去芦根甘草，

加厚朴枳壳藿香。

注 本方辨证要点：头痛口渴，咳嗽咽痛，舌苔薄黄。

3. 柴葛解肌汤 《伤寒六书》

柴胡 9 克葛根 12 克白芷 5 克羌活 5 克，
石膏 24 克黄芩 9 克白芍 9 克桔梗 3 克甘草 3 克，
生姜 3 片大枣 2 枚调营卫，
解肌清热良。
无恶寒头痛去羌活白芷，
里热炽盛银花连翘襄。
痰黏加瓜蒌皮，
口渴天花粉尝。

注 本方辨证要点：头痛肢楚，目痛鼻干，眼眶痛。

4. 升麻葛根汤 《阎氏小儿方论》

升麻 9 克葛根 12 克白芍 9 克炙甘草 9 克，
解肌透疹良。
初发加荆芥薄荷，
银花蝉衣共牛蒡子。
疹色深红加用赤芍减白芍，
玄参丹皮紫草大青叶襄。
咽痛加桔梗玄参，
马勃加之当。

注 本方辨证要点：麻疹初发，发而未透，目赤流泪。

5. 宣毒发表汤《痘疹仁端录》

麻疹风寒遏，
前胡3克杏仁6克与升麻5克葛根9克，
桔梗5克枳壳3克木通6克淡竹叶5克甘草2克，
连翘6克牛蒡子6克荆芥3克防风3克薄荷2克。
欲出不出者，
宣毒透疹多。

注 本方辨证要点：麻疹初起，发热恶寒，烦闷躁乱。

6. 竹叶柳蒡汤《先醒斋医学广笔记》

淡竹叶9克垂丝柳15克治麻疹，
热毒喘烦闷，
玄参6克麦冬9克知母3克蝉蜕3克甘草3克，
牛蒡子5克薄荷3克荆芥3克葛根5克。

注 本方辨证要点：疹透不出，喘咳烦闷，咽喉肿痛。

7. 麻黄杏仁甘草石膏汤 《伤寒论》

麻黄 6 克杏仁 9 克石膏 18 克炙甘草 5 克汤，
宣肺平喘良。
高热石膏重用，
知母黄芩瓜蒌实襄。
痰黄稠加瓜蒌皮浙贝母，
气急加葶苈子桑白皮。

注 本方辨证要点：咳逆气急，鼻翼煽动，脉浮滑而数。

8. 羌蒡蒲薄汤 《中医方剂临床手册》

羌活 15 克牛蒡子 15 克蒲公英 30 克薄荷 6 克汤，
疏表解毒良。
咳甚加杏仁桔梗入，
咽痛板蓝根射干。

注 本方辨证要点：外感发热，扁桃体发炎，腮腺炎。

9. 羌活蒲蓝汤 《辨证施治》

上呼吸道感染羌活 15 克蒲公英 15 克板蓝根 30 克，
感冒风热服之康。

或加薄荷桔梗甘草，

辛凉效亦良。

注 本方辨证要点：外感，寒轻热重，咽喉肿痛。

（三） 扶正解表

1. 麻黄附子细辛汤《伤寒论》

麻黄5克附子9克细辛3克汤，
助阳解表良。
素体阳虚者，
攻邪正不伤。
寒喘可与二陈汤合，
温经又祛痰。

注 本方辨证要点：初起无汗，恶寒较甚，脉不浮而沉。

2. 再造散《伤寒六书》

再造散川芎3克防风3克羌活3克，
桂枝3克白芍3克甘草2克大枣2枚煨生姜3克，
细辛3克熟附子3克人参3克黄芪6克配，
助阳祛风寒。

注 本方辨证要点：发热恶寒，无汗肢冷，面色苍白，脉沉无力。

3．人参败毒散《小儿药证直诀》

人参 3 克羌活 9 克独活 9 克川芎 9 克，
柴胡 9 克前胡 9 克枳壳 6 克桔梗 6 克同，
甘草 3 克茯苓 9 克生姜 3 片薄荷 3 克，
益气又疏风解表。
加黄芩生杭芍，
痢疾赤白功效宏。
白痢还须加银花，
赤痢当归地榆从。

注 本方辨证要点：恶寒发热，头项强痛，肢体烦疼，胸膈痞闷。

4．参苏饮《和剂局方》

党参 9 克苏叶 9 克葛根 9 克前胡 9 克木香 5 克，
枳壳 6 克桔梗 6 克甘草 6 克陈皮 6 克襄，
法夏 9 克茯苓 9 克生姜 3 片大枣 1 枚入，
益气兼化痰。

注 本方辨证要点：素体气虚，外感风寒，咳嗽痰多，胸膈满闷。

5．加减葳蕤汤《通俗伤寒论》

加减葳蕤9克汤，
葱白5条淡豆豉12克薄荷5克匡，
桔梗6克炙甘草3克大枣2枚配，
阴虚外感降。
表症较重加防风葛根，
咽干瓜蒌皮牛蒡子。
加竹叶天花粉，
只因口渴又心烦。

注　本方辨证要点：素体阴虚，风邪客肺，干咳心烦，舌赤脉数。

6．七味葱白饮《外台秘要》

葱白3条淡豆豉9克生姜6克，劳水8升，
干葛12克麦冬12克生地黄15克，
血亏兼感冒，
解表养血是效方。

注　本方辨证要点：素体血虚，感受风寒，头痛身热；或失血后外感，微寒无汗。

17

第二章　清热剂

治热以寒，温者清之

.

第二章　清热剂

（一）清气分热

1. 石膏知母汤 （原名白虎汤《伤寒论》）

石膏 30 克知母 9 克汤，
甘草 3 克粳米 15 克襄。
善能清气热，
加味细推详：
大青叶板蓝根可解毒，
鲜生地黄赤芍血能凉。
头痛合藁本白芷，
热痹桂枝 9 克尝。
温邪若夹湿，
制苍术 9 克配伍当。
加人参 18 克因何故？
热盛气阴伤。
急性口腔炎，
宜合导赤散。
大叶性肺炎，
疗效亦甚良。

注 本方辨证要点：高热头痛，口干舌燥，烦渴引饮。即：大热、大汗、大渴、脉洪大，"四大"为辨证依据。

方中加桂枝，名**白虎桂枝汤**，取桂枝温通经络，治风湿热痹，症见发热、汗出、恶风、烦躁、关节肿痛。

方中加苍术，名**白虎苍术汤**，治湿温病，见多汗、身重、足冷者。

方中加人参，名**白虎人参汤**，治身热而渴，汗多，脉大无力。

2. 竹叶石膏汤 《伤寒论》

竹叶9克石膏30克人参5克麦冬18克，
制半夏9克粳米15克甘草3克同。
口干气阴灼，
清余邪在胃中。

注 本方辨证要点：身热汗出，烦渴欲呕，舌红而干。

3. 化斑汤 《温病条辨》

化斑汤吴鞠通方，
白虎汤添加犀牛角3克（水牛角代）玄参9克。
斑发与谵语，
胃火是祸殃。

注 本方辨证要点：高热，口渴，发斑，谵妄，舌绛苔黄。

4. 栀子豉汤《伤寒论》

栀子9克豆豉9克汤，
善清热除烦。
表邪未清者，
宜加薄荷牛蒡子。
里热若炽盛，
连翘黄芩芦根襄。
益气甘草入名栀子甘草豉汤，
呕吐加生姜名栀子生姜汤。
去豆豉加枳实厚朴名栀子厚朴汤，
消痞除满良。

注 本方辨证要点：发热苔黄，心烦不眠，坐卧不安。
　　方中加甘草，名**栀子甘草豉汤**，主治清热除烦，因热邪伤气而引起的少气者。
　　方中加生姜，名**栀子生姜汤**，主治清热除烦，因胃中水饮上逆而引起的呕吐。
　　方中加厚朴、枳实，去豆豉，名**栀子厚朴汤**，主治清热除烦，因热与气结，壅滞于胸腹而胸痞腹满者。

（二）清营凉血

1. 清营汤《温病条辨》

邪热夜入营阴，

舌绛而干斑疹隐隐，

犀牛角 3 克（水牛角代）生地黄 15 克 玄参 9 克 丹参 6 克

麦冬 9 克，

银花 9 克 连翘 6 克 竹叶心 3 克 黄连 5 克清。

兼见痉厥者，

加羚羊角（山羊角代）地龙钩藤。

注 本方辨证要点：身热夜甚，烦躁谵语，斑疹隐隐，舌绛而干，脉细数。

2. 清宫汤《温病条辨》

邪陷心包神昏谵语，

清宫汤犀牛角 3 克（水牛角代）磨冲先行，

莲子心 2 克 玄参心 9 克 连心麦冬 9 克，

竹叶卷心 6 克 连翘心 6 克皆用心。

注 本方辨证要点：温病发汗，汗出过多，耗伤心液，神昏谵语。

3．犀角地黄汤《千金方》

犀牛角 3 克锉冲生地黄 30 克赤芍 12 克丹皮 9 克，
邪侵营血康。
心火炽盛黑栀子黄连入，
吐衄加旱莲草茅花尝。
尿血加茅根小蓟，
便血加槐花地榆襄。

注 本方辨证要点：热甚动血，吐血、衄血、便血、尿血；
或神昏谵语，舌绛起刺，脉细数。

4．神犀丹（叶天士方，录自《温热经纬》）

石菖蒲 18 克黄芩 18 克紫草 12 克银花 48 克连翘 30 克，
犀牛角磨 18 克（水牛角代）生地黄 48 克打汁金汁 30 克
浇将此 3 种混入其他药末中捣为丸服，
板蓝根 27 克玄参 21 克淡豆豉 24 克天花粉 12 克，
制丸温热暑疫消。

注 本方辨证要点：高热神昏，斑疹色紫，口糜咽烂，目赤
烦躁，舌质紫绛。
方中亦可作汤剂，不用金汁，用量按原方比例酌减。

（三）清热解毒

1. 普济消毒饮 （李东垣方，录自《医方集解》）

玄参 6 克桔梗 6 克连翘 3 克黄连 15 克黄芩 15 克，
牛蒡子 3 克薄荷 3 克陈皮 6 克甘草 3 克板蓝根 3 克，
僵蚕 2 克柴胡 6 克马勃 3 克升麻 2 克配，
善治风热疫毒上攻之大头瘟。
便秘大黄入，
气虚加党参。

注 本方辨证要点：恶寒发热，头面焮肿，目不能开，咽喉不利，舌燥口渴，舌红，苔白兼黄，脉数有力。

本方诸药为末，汤调，时时服之；近代用作汤剂，用量按原方比例酌情加减。

2. 清瘟败毒饮 《疫疹一得》

清瘟败毒饮合三方，
中有犀牛角 3 克生地黄 30 克赤芍、丹皮各 12 克汤，
石膏 60 克知母 12 克汤，甘草 5 克宜重用，
直清胃火先擒王。
黄连 9 克解毒汤黄芩、栀子各 12 克，去黄柏，
玄参 12 克连翘 12 克鲜竹叶 9 克桔梗 6 克尝。
若发斑色紫黯，
大青叶紫草加之良。
湿热郁蒸发黄疸，
龙胆草茵陈黄柏入方。
兼见痉厥抽搐者，
宜加僵蚕蝉衣鲜石菖蒲。

注 本方辨证要点：大热烦躁，渴饮干呕，头痛如劈，昏狂谵语，或发斑吐血。

　　本方合三方，加玄参、连翘、鲜竹叶、桔梗，减粳米、黄柏而成，三方：①犀角地黄汤全方；②白虎汤减粳米；③黄连解毒汤减黄柏。

3. 泻心汤《金匮要略》

泻心用三黄，
黄连9克黄芩9克及大黄18克。
化湿泻热毒，
并泻心胸烦热痞满。
化火津液灼，
天花粉芦根鲜石斛襄。
胸闷泛恶加川朴制半夏，
呕恶严重加生姜。
脘腹剧痛者，
元胡川楝子枳壳帮。
汗多肢冷加附子，
附子泻心汤方名。

注 本方辨证要点：心胃火炽，迫血妄行，吐血衄血，或三焦积热，目赤口疮，外科痈肿等。

方中加附子，名**附子泻心汤**，主治阳虚于外，热结于胃，心下痞满，复见恶寒、汗出。

4. 黄连解毒汤 《外台秘要》引崔氏方

黄连9克解毒汤栀子9克黄柏6克黄芩6克，

加银花连翘力更增。

便结加大黄入，

疗疮走黄加蒲公英紫花地丁。

舌疮加甘中黄人中黄，

黄疸加茵陈。

吐血加丹皮生地黄赤芍，

脓痢加木香槟榔。

尿频尿急尿痛者，

加车前木通行。

注 本方辨证要点：大热烦狂，口燥咽干，错语不眠，吐血发斑，外科痈肿。

5. 消疮饮 （原名仙方活命饮《外科发挥》）

消疮饮银花 9 克甘草 3 克合，
乳香 3 克没药 3 克当归尾 3 克赤芍 3 克，
防风 3 克白芷 3 克皂角刺 3 克穿山甲 3 克，
贝母 3 克陈皮 9 克天花粉 3 克酌。
疮痛红肿甚，
蒲公英紫花地丁连翘黄连夺。
肿块不深大，
宜去穿山甲皂角刺。
大渴津液伤，
减白芷陈皮温药。

注　本方辨证要点：疮疡初起，红肿热痛，或身热恶寒，脉数有力，肿毒属阳证者。

6. 五味消毒饮 《医宗金鉴》

五味银花 15 克紫花地丁 15 克，
野菊花 15 克蒲公英 15 克，
紫背天葵子 6 克疗疔毒，
坚硬又根深。
热重连翘入，
肿甚防风蝉蜕行。
若血热毒甚者，
生地赤黄芍丹皮增。
乳痈灼热痛，
宜加贝母瓜蒌皮青皮。
加重楼与甘草，
多发性疖肿灵。

注 本方辨证要点：痈疮疔毒，红肿热痛，舌红，苔黄，
脉数。

7. 四妙勇安汤《验方新编》

银花 90 克当归 60 克玄参 90 克甘草 30 克，

脱疽验方宝。

痛剧加乳香没药，

瘀重加红花桃仁。

寒重桂枝炮附子入，

正气虚弱加党参鹿角胶。

注 本方辨证要点：脱疽，局部溃烂疼痛，烦热口渴，舌红脉数。

　　本方量大力专，为汤剂用量。

（四） 清热祛暑

1. 香薷散 《和剂局方》

香薷9克扁豆9克厚朴6克饮，
外感暑湿痓。
里湿若化热，
四味香薷饮有加黄连。
腹胀泄泻予茯苓甘草，
五物香薷饮利湿添。
转筋经络舒，
五物加木瓜名六味香薷饮联。
扶正暑轻中气虚用十味香薷饮，
人参黄芪白术橘红专。

注 本方辨证要点：身热恶寒，头重头痛，无汗胸闷，或腹痛吐泻，舌苔白腻。

方中加黄连，名**四味香薷饮**，治里湿化热者。

方中加茯苓、甘草，名**五物香薷饮**，治湿盛于里，腹胀泄泻者。

在五物香薷饮方中加木瓜，名**六味香薷饮**，兼治两腿抽筋者。

在六味香薷饮中加人参、黄芪、白术、橘红，名**十味香薷饮**，治感受寒湿、寒热不甚，中气虚弱者。

本方为汤剂用量。

附方：

（1）新加香薷饮《温病条辨》

新加香薷6克饮，
鲜扁豆花9克厚朴6克连翘6克银花9克。
祛暑兼清湿热，
头痛洪大脉寻。

注　本方辨证要点：发热微恶寒，无汗头痛，心烦口渴，脉洪大。

（2）清络饮《温病条辨》

清络饮用四鲜，
鲜荷叶边6克鲜竹叶心6克鲜银花6克鲜扁豆花6克，
西瓜翠衣6克又丝瓜皮6克，
解暑气疗肺经气分之轻证便。

注　本方辨证要点：身热口渴不甚，头目不清，昏眩微胀，舌淡红苔白。

　　暑之余邪较轻者，可用此方作代茶饮。

2. 六一散 《伤寒标本》

滑石 180 克 共甘草 30 克，
能清 暑湿 能利尿。
小便 涩痛或砂淋，
加海 金沙金钱 草 了 事。
加辰 砂 名益元 散，
灯心 汤调服 定惊好。
加薄 荷 名鸡苏 散，
清散 风 热又解表。
碧玉 散 加青黛，
兼清肝火妙。
加三生 侧柏叶、车前草、藕节、名三生 益元散，
止 血 淋血可保。

注 本方辨证要点：暑湿身热，心烦口渴，或呕吐泄泻，小便赤涩淋痛。

方中加辰砂，名**益元散**，灯心汤调服，治暑病，发热惊烦不安者，兼有镇心安神之效。

方中加薄荷，名**鸡苏散**，取其清散风热之功。

方中加青黛，名**碧玉散**，治暑热病，兼清肝火。

方中加生侧柏叶、生车前草、生藕节，名**三生益元散**，以止血通淋。

方中为散剂用量，近代可作汤剂，用量按原方比例酌减。

3. 清暑益气汤 （二方）

（1）王孟英《温热经纬》

孟英清暑益气汤，
西瓜翠衣 30 克荷梗 15 克石斛 9 克西洋参 5 克藏，
麦冬 9 克黄连 3 克竹叶 6 克知母 6 克甘草 6 克，
粳米 15 克热伤气津灼良。

注 本方辨证要点：暑伤气津，身热汗多，口渴心烦。

（2）李东垣《脾胃论》

当归 6 克黄芪 9 克人参 3 克白术 6 克炙甘草 3 克，
青皮 3 克陈皮 3 克麦冬 9 克五味子 3 克苍术 9 克，
六曲 9 克黄柏 9 克升麻 2 克葛根 9 克泽泻 9 克，
东垣清暑益气方。
孟英兼养阴，
此方除湿满。

注 本方辨证要点：身热头痛，口渴自汗，四肢困倦，胸满身重，苔腻脉虚。

（五） 清脏腑热

1. 导赤散 《小儿药证直诀》

导赤散生地黄 15 克木通 12 克，
竹叶 12 克甘草梢 6 克同。
口疮淋痛心火，
上清心火下利小便功。
心火旺加黄芩黄连，
尿血鲜茅根从。

注 本方辨证要点：口渴面赤，心胸烦热，渴欲冷饮，或心移热于小肠，小便刺痛。

　　本方作汤剂用量。原方各等分研末，每服 9 克，入竹叶同煎温服。

2. 龙胆泻肝汤 （李东垣方，录自《古今医方集成》）

龙胆草 9 克泻肝经湿热，
栀子 6 克黄芩 6 克柴胡 6 克车前子 3 克协，
当归 2 克生地 6 克配，
木通 6 克甘草 2 克泽泻。

注 本方辨证要点：胁痛、口苦、目赤、耳肿、耳聋或小便淋浊、阴肿、阴痒、囊痈、带下黄臭。

3. 左金丸《丹溪心法》

黄连180克吴茱萸30克左金丸，
化火吐吞酸。
腹痛加白芍名戊己丸，
疏肝和脾痛可蠲。

注 本方辨证要点：胁肋胀痛，呕吐吞酸，口苦咽干，脉弦数。

　　方中加白芍，名戊己丸，治肝火犯胃、肝胃不和所致的胃脘灼热疼痛、腹痛泄泻。

4. 香连丸《兵部手集方》

香连丸用木香20克，
兵部傲一方。
黄连80克吴茱萸同炒，
炒后去吴茱萸燥湿热痢疾当。

注 本方辨证要点：湿热痢疾，脓血相兼，腹痛，里急后重。

5. 清胃散 《脾胃论》

清胃散用黄连2克,
丹皮2克生地黄1克当归1克升麻3克联。
升麻宜去石膏配,
胃火牙痛痊。
便秘芒硝大黄入,
渴甚加天花粉加玄参去当归。
风火牙痛者,
薄荷防风二味添。

注 本方辨证要点:胃火上攻,牙痛牵引头脑、面颊发热,
或牙龈出血,舌颊腮肿,口气热臭,口干舌燥。

本方为散剂用量,近代作汤剂,用量按原方比例酌增。

6. 泻黄散 《小儿药证直诀》

泻黄散用藿香21克,
石膏15克栀子3克甘草90克防风120克。
脾胃积热口疮臭,
清泻脾胃伏火方。

注 本方辨证要点:口燥唇干,口疮口臭,烦热易饥,脾热
弄舌。

本方为散剂用量,可作汤剂,用量按原方比例酌情加减。

7. 养阴清胃煎 (原名玉女煎《景岳全书》)

养阴石膏30克熟地黄12克，
麦冬6克知母5克怀牛膝5克。
气虚汗多加人参五味子，
火盛栀子地骨皮。
高热舌绛熟地改用生地，
并用玄参易牛膝。
阴亏热盛血上溢，
加茅根旱莲草丹皮。
胃阴不足舌干津液灼，
加沙参石斛可提高疗效。

注 本方辨证要点：阴虚胃热，烦热口渴，头痛牙痛，或吐血衄血，脉浮洪滑大，按之有虚象。

8. 泻白散 (三方)

(1) 钱乙 《小儿药证直诀》

泻白散桑白皮 30 克，
地骨皮 30 克甘草 15 克粳米一撮齐。
壅肺黄芩葶苈子入，
燥咳加川贝瓜蒌皮依。
阴虚潮热显，
加青蒿银柴胡鳖甲益。
肺热郁结湿痰，
二陈汤加之宜。

> 注 本方辨证要点：咳嗽气喘，皮肤蒸热，发热午后甚，舌
> 红苔黄，脉细数。
>
> 本方为散剂量，如用作汤剂，按原方比例酌减。

(2) 王肯堂 《证治准绳》

钱乙泻白散加贝母 9 克瓜蒌仁 9 克，
紫菀 9 克桔梗 6 克当归 6 克。
肺痈初起时，
清肺除痰嗽。

> 注 本方辨证要点：咳嗽痰白黏或黄黏，或咳嗽胸痛等。

（3）沈金鳌 《沈氏尊生书》

钱乙泻白散加人参9克，
知母6克黄芩6克增。
气虚又咳嗽，
益气兼肺清。

注 本方有清肺益气作用，用治肺热咳嗽而兼气虚的症候。

9. 葶苈大枣泻肺汤 《金匮要略》

葶苈子9克捣大枣10枚汤，
药简两味藏。
痰涎壅盛胸满，
泻痰行水平喘良。

注 本方辨证要点：痰涎壅盛，咳喘胸满，或面目浮肿。

10. 苇茎汤《千金方》

苇茎60克汤治肺痈，
桃仁9克苡仁30克冬瓜仁24克同。
加银花连翘蒲公英鱼腥草入，
更消将成肺痈。
若加甘草桔梗贝母，
加强排痈脓脓已成。
高热痰恶臭，
加桑白皮地骨皮从。
心烦吐脓血，
加百合阿胶麦冬。
胸痛加全瓜蒌，
再加枳壳丹参通。
病久正虚宜补托，
加黄芪当归宏。

注 本方辨证要点：肺痈，咳吐腥痰，或带脓血，胸中隐痛，
口干舌燥，舌红苔黄腻。

11. 白头翁汤《伤寒论》

止痢白头翁15克，
黄连9克黄柏12克秦皮9克同。
里急后重腹痛甚，
槟榔木香白芍攻。
食滞加焦山楂焦六曲，
痢久伤阴炙甘草阿胶充。
赤痢偏重者，
丹皮赤芍地榆从。
恶寒发热挟表证，
荆芥葛根银花连翘功。

注　本方辨证要点：热痢腹痛，渴欲饮水，肛门灼热，舌红苔黄。

　　方中加阿胶、甘草，名**白头翁加甘草阿胶汤**，主治产后血虚而热痢下重，下痢脓血，或血虚而热痢较久而伤阴者。

12. 黄芩汤《伤寒论》

黄芩 9克 白芍 9克 炙甘草 6克 大枣 4枚，
大肠 湿热泻痢保。
去 大枣加木 香枳 实，
或合香连 丸好。
黄芩芍药汤，
甘壅枣去掉。
证兼呕吐者，
黄芩 汤加生姜 半夏宝。

注 本方辨证要点：热痢腹痛，身热口苦，舌红脉弦。
方中去大枣，名**黄芩芍药汤**，治热痢腹痛后重。
方中加半夏、生姜，名**黄芩加半夏生姜汤**，治本方证兼
呕者。

13. 银翘石斛汤《中医方剂临床手册》

银_花 15 克连翘 15 克石斛 15 克汤地黄 15 克，
枣_{皮即山茱萸} 9 克淮山 9 克泽泻 12 克茯苓 18 克丹_皮 9 克。
清热_毒又滋肾，
_{慢性}尿_路感_染宜煎尝。
_{小便}灼热加知_母黄柏，
_{便少}面浮牛_膝车_{前子}襄。
纳呆去熟地，
加_白术六曲_厚朴_制苍_术。
面㿠_{畏寒}舌质淡，
二仙_{仙茅仙灵脾}葫芦巴温_肾阳。
尿频_{尿急}尿痛者，
_生地_{黄木}通加之良。

注 本方滋阴补肾，清热解毒，主治尿路感染，肾阴亏损者。
方中为六味地黄丸加银花、连翘、石斛而成。

（六）清虚热

1. 青蒿鳖甲汤 《温病条辨》

青蒿 6 克鳖甲 15 克汤，
细生地 12 克知母 6 克丹皮 9 克，
邪留阴分无汗，
养阴透热良。
阴虚热不退，
白薇石斛地骨皮襄。
加沙参旱莲草，
肺痨骨蒸安。

注 本方辨证要点：夜热早凉，热退无汗，舌红少苔，脉细或弦数。

2. 清骨散 《证治准绳》

清骨散秦艽 3 克银柴胡 5 克，
胡黄连 3 克地骨皮 3 克知母 3 克俱，
青蒿 3 克鳖甲 3 克炙甘草 2 克，
退热除蒸需。
脾虚去胡黄连秦艽，
加淮山扁豆党参炒白术。

注 本方辨证要点：阴虚潮热，或低热日久不退，唇红颧赤，舌红少苔，脉细数。

3. 黄芪鳖甲散《卫生宝鉴》

黄芪 蜜制 15 克鳖甲 炙 15 克散，
秦艽 9 克柴胡 9 克生地黄 10 克知母 10 克天冬 15 克，
党参 5 克白芍 10 克茯苓 9 克桔梗 5 克炙甘草 5 克，
桑白皮 10 克紫菀 10 克肉桂 5 克法夏从。
阴虚邪深伏，
骨蒸用有功。

注 本方辨证要点：虚劳烦热，肢体倦怠，咳嗽咽干，食欲不振，午后潮热，舌尖红赤。

4. 秦艽扶羸汤《杨氏家藏方》

秦艽 9 克扶羸汤柴胡 6 克，
地骨皮 9 克鳖甲 9 克党参 12 克当归 9 克伍，
紫菀 9 克半夏 9 克炙草 6 克生姜 3 片大枣 3 枚，
骨蒸劳热咳嗽除。
汗多生姜半夏去，
益气固表黄芪扶。

注 本方辨证要点：肺痿骨蒸，已成劳嗽，或寒或热，四肢怠惰，饮食减少。

第三章　祛寒剂

治寒以热，真假辨之

第三章　祛寒剂

（一）温中祛寒

1．理中丸 《伤寒论》

理中丸人参 9 克白术 9 克炙甘草 9 克，
干姜 9 克温运良。
呕利虚寒盛，
加附子更扶阳。
枳实理中丸加茯苓枳实，
消痞满化积痰。
虚寒兼气滞，
加入青皮陈皮名治中汤。
理中丸加茯苓半夏名理中化痰丸，
脾虚燥湿当。
理中化痰丸证兼痰喘，
再加苏子尝名理中降痰丸。
温中加丁香白蔻仁名丁蔻理中丸，
治虚寒性胃反即反胃。
便血加地榆，
崩漏胶艾襄。

注 本方辨证要点：腹痛泄泻，呕吐食少，腹满不渴，舌淡苔白，脉沉细或迟缓。

方中加附子，名**附子理中丸**，治虚寒较甚，面色㿠白，手足不温，或昏睡露睛等症。

方中加茯苓、枳实，名**枳实理中丸**，治脘腹痞满作痛，手不得近，咳唾痰涎胸闷等症。

方中加青皮、陈皮，名**治中汤**，治逆气短气，中满虚痞，胸中有寒等症。

方中加茯苓、半夏，名**理中化痰丸**，治咳嗽痰多清稀，或呕吐清水者等症。

方中在理中化痰丸中再加苏子，名**理中降痰丸**，治理中化痰丸证而痰喘较甚者。

方中加丁香、白蔻仁，名**丁蔻理中丸**，治虚寒性反胃，可加强温中止呕之力。

附方：

桂枝人参汤《伤寒论》

桂枝9克人参9克汤，
白术9克炙草9克干姜9克。
内外相兼治，
温中解表寒。

注 本方辨证要点：有理中丸证，又有恶寒发热，头痛身疼，
舌淡苔白，脉浮虚。

2. 厚朴温中汤《内外伤辨惑论》

姜制厚朴9克陈皮9克炙甘草6克，
草豆蔻6克木香6克茯苓6克生姜3片干姜3克，
温中兼行气，
燥湿除脘腹胀满好。

注 本方辨证要点：脾胃寒湿，脘腹胀满，或胃寒作痛。

3. 吴茱萸汤《伤寒论》

吴茱萸9克生姜18克大枣4枚人参9克，
降逆止呕灵。
若挟寒湿苔白腻，
去人参加法夏陈皮。
头痛目眩吐涎沫，
加味细推寻：
腹痛口苦加白芍，
心悸血虚加当归茯苓。
恶寒甚加炮附子，
手足麻痹桂枝行。
呕多加法半夏，
腹胀满加厚朴砂仁。

注 本方辨证要点：胃痛或巅顶痛，痛时欲呕，或干呕吐涎，口淡苔白，脉弦迟。

4. 小建中汤《伤寒论》

白芍18克桂枝9克生姜9克大枣4枚，
炙甘草6克饴糖30克调。
脾虚腹挛痛，
止痛治虚劳。
表虚自汗黄芪入，
产后血虚当归饶。

注 本方辨证要点：脘腹挛痛，喜温喜按，或虚劳发热，或心悸不宁，面色无华，舌质淡，脉涩弦。

　　方中加黄芪，名**黄芪建中汤**，除治小建中汤之证外，兼治气虚较甚，自汗或盗汗，短气，肢体困倦等症。

　　方中加当归，名**当归建中汤**，治产后血虚，腹中时痛，少气，或小腹拘急，痛引腰背，食欲减少等症。

5. 大建中汤《金匮要略》

建中人参6克干姜9克蜀椒6克，
水煎去渣饴糖调。
中阳虚衰阴寒内盛，
腹痛服之消。

注 本方辨证要点：脘腹剧痛，呕逆，不能食者等中阳虚衰，阴寒内盛引起的诸症。

（二）回阳救逆

1. 四逆汤《伤寒论》

四逆汤熟附子15克干姜9克炙草12克，
回阳救逆此方宝。
通脉四逆汤加倍干姜用量，
白通汤葱白易甘草。
气血俱虚脉微甚，
益气复脉可加人参。
四逆合入人参当归熟地黄，
六味回阳饮兼护阴。
四逆汤加黄连，
小儿久泻停。

注 本方辨证要点：四肢厥逆，恶寒踡卧，神疲欲寐，下利清谷，腹中冷痛，口淡不渴，舌淡苔白，脉沉微等。

方中加倍干姜用量，名**通脉四逆汤**，意在借重干姜的温阳守中，回阳以通脉，治脉微欲绝，病情较重者。

方中加葱白，减甘草，名**白通汤**，意在通阳复脉，治面赤而脉微者。

方中加人参，名**四逆加人参汤**，治四肢厥逆，下利、利忽自止，而仍恶寒脉微者。

方中加入人参、当归、熟地黄，名**六味回阳饮**，治阴阳将脱之症，本方有益气回阳，养血救脱之功。

2. 参附汤《妇人良方》

救脱人参 12 克熟附子 9 克汤，
龙骨牡蛎加更强。
助阳固表用名芪附汤，
亦可加牡蛎浮小麦麻黄根襄。
去参加白术名术附汤，
温阳除湿祛寒。

注 本方辨证要点：阳气暴脱，出现手足厥冷，汗出，呼吸微弱。

方中加龙骨、牡蛎，名**参附龙牡汤**，治阴阳俱竭，阳越于上，汗出肢冷，面色浮红。

方中去人参，加黄芪，名**芪附汤**，主治阳虚自汗。也可在芪附汤中加牡蛎、浮小麦、麻黄根。

本方去人参，加白术，名**术附汤**，主治寒湿相搏致肢体疼痛，以除湿祛寒。

3. 回阳救急汤《伤寒六书》

吐泻欲亡阳，
回阳救急熟附子 9 克干姜 5 克，
人参 6 克白术 9 克茯苓 9 克陈皮 6 克法夏 9 克，
肉桂 3 克五味子 3 克炙草 5 克生姜 3 片麝香。
泄泻不止升麻黄芪入，
呕吐涎沫吴茱萸襄。

注 本方辨证要点：四肢厥冷，恶寒踡卧，腹痛吐泻，不渴，或指端口唇发绀，舌淡苔白滑，脉来沉迟无力。

本方即四逆汤、六君子汤合方，加麝香、肉桂、五味子而成。

4. 真武汤《伤寒论》

温阳利水用白术6克熟附子9克，

茯苓9克生姜9克白芍9克伍。

脾肾阳衰水湿盛，

温肾健脾去肿浮肿。

倍附子加炙草，

回阳制水力大专主。

咳加细辛干姜五味子，

小便利者茯苓除。

呕者为水停，

加倍生姜可去附子。

脾阳虚甚而下利者，

去白芍加干姜入。

注 本方辨证要点：小便不利，肢体浮肿，四肢沉重疼痛，或恶寒腹痛，下利，舌淡，苔白滑，脉沉者。

附方：

附子汤《伤寒论》

附子12克汤茯苓9克，
人参6克白术12克白芍9克存。
温经祛阳虚寒湿，
亦治身体骨节疼痛。

注 本方辨证要点：身体骨节疼痛，恶寒肢冷，苔白滑，脉沉微无力。

5. 黑锡丹《和剂局方》

黑锡60克能温肾阳，
镇逆定喘散阴寒，
硫黄60克葫芦巴30克补骨脂30克，
阳起石30克肉桂15克熟附子30克藏，
肉豆蔻30克川楝子30克，
沉香30克木香30克与茴香30克。
二味黑锡丹，
只用黑锡硫黄良。

注 本方辨证要点：胸中痰壅，上气喘促，四肢厥逆，冷汗不止，舌苔淡白，脉沉微。

除本方外，还有医门黑锡丹一方，只用硫黄、黑锡两味，名二味黑锡丹，亦治虚喘。

（三） 温经散寒

1. 当归四逆汤 《伤寒论》

当归9克桂枝9克白芍9克，
细辛6克木通6克炙甘草6克大枣5枚合，
血虚受寒成厥逆，
养血温经病可却。
寒疝腹痛加高良姜，
木香小茴香共乌药。
加吴茱萸与生姜，
兼治呕逆吐涎沫。
若治风冷脚丹毒，
加红花与赤芍。

注 本方辨证要点：血虚受寒、手足厥冷，舌淡苔白，脉沉细，或脉细欲绝者。
　　方中加吴茱萸、生姜，名当归四逆加吴茱萸生姜汤，治当归四逆汤之证而内有久寒，兼胃有水饮而呕逆者。

2. 黄芪桂枝五物汤《金匮要略》

黄芪 9 克桂枝 9 克五物汤，
白芍 9 克大枣 4 枚与生姜 18 克。
温经治血痹，
加味细推详：
久病入络筋挛缩，
地龙蕲蛇入方。
血痹疼痛挟瘀阻，
宜加桃仁红花丹参。
中风后遗症，
阳虚附子襄。
气虚倍黄芪加党参，
血虚当归鸡血藤尝。
筋骨痿软者，
木瓜杜仲牛膝匡。
产后受寒腰腿痛，
临床运用效最良，
下肢痛加杜仲牛膝木瓜，
上肢痛加秦艽羌活防风。
腰疼重加破故纸续断，
狗脊肉桂与淫羊藿。

注　本方辨证要点：肌肤麻木不仁，脉微而涩紧。
　　属血痹证。

附方：

桂枝附子汤 《金匮要略》

桂枝 12 克炮附子 9 克汤，
大枣 4 枚炙甘草 6 克生姜 9 克。
温阳逐风湿，
自身体转侧不身体痛烦。

注 本方辨证要点：伤寒，风湿相搏，身体痛烦，不能自转侧，不呕不渴，脉浮虚而涩者。

3. 阳和汤 《外科全生集》

阴疽症用阳和汤，
甘草 3 克鹿角胶 9 克熟地黄 30 克多，
肉桂 3 克炮姜 2 克麻黄 2 克白芥子 6 克配，
除痰结通经络。
淋巴结核、腹膜结核和骨结核，
属虚寒证候病能脱。

注 本方辨证要点：一切阴疽、附骨疽等局部漫肿无头，皮色不变，不热，舌淡苔白，口不渴，脉沉细或迟细。

第四章 泻下剂

泄可去闭，虚以兼补

第四章　泻下剂

（一）寒下

1. 大承气汤 《伤寒论》

大承气汤枳实 15 克厚朴 15 克芒硝 9 克冲，
大黄 12 克后下硝冲调。
胃肠热结此方主，
痞满燥实皆能消。
去芒硝小承气汤，
通肠行气痞满好。
调胃承气汤去枳实厚朴，
缓中泻下加炙草。
复方大承气汤，
加赤芍莱菔子桃仁，
善治一般性肠梗阻，
泻下逐瘀效颇高。

注　本方辨证要点：大便秘结，腹部胀满，硬痛拒按，甚者潮热谵语，苔黄厚而干，脉沉实。

本方去芒硝，名**小承气汤**，主治阳明腑证，谵语便难，潮热，胸腹痞满等症。

本方去枳实、厚朴，加炙甘草，名**调胃承气汤**，治阳明病恶热，口渴便秘，腹满拒按，舌苔正黄，脉滑数者。

本方加赤芍、莱菔子、桃仁，名**复方大承气汤**，用于一般性肠梗阻，气胀较明显者。

2. 凉膈散 《和剂局方》

凉膈散朴硝9克大黄9克连翘18克，
栀子6克黄芩6克薄荷6克甘草9克饶，
竹叶3克入蜜煎，
泻火上中二焦。

注 本方辨证要点：上中二焦热邪炽盛，烦躁口渴，面赤唇
焦，口舌生疮，胸膈烦热，或咽痛吐衄，便秘尿赤，舌红，
苔黄干，脉滑数。
　　本方改为水煎服，用量已按原方比例酌减。

3. 大黄牡丹汤 《金匮要略》

大黄12克牡丹皮3克治肠痈，
冬瓜仁30克桃仁9克芒硝9克冲，
临床常加味：
银花连翘甘草红藤蒲公英，
元胡乳香没药，
调气活血可定痛。

注 本方辨证要点：肠痈初起，右下腹疼痛拒按，右脚屈而
不伸，伸则腹痛甚，舌苔白腻或黄腻，脉弦滑数。

附方：

（1）阑尾化瘀汤《急腹症》

阑尾化瘀今验方，
桃仁9克牡丹皮9克银花15克生大黄9克，
川楝子15克元胡9克木香9克配，
血聚成块加红藤襄。

> 注　本方辨证要点：发热腹痛，右下腹局限性压痛，反跳痛。或脘腹胀闷、纳呆。
>
> 　　本方主要用于瘀滞型阑尾炎，以行气活血为主，清热解毒为辅。

（2）阑尾清化汤《急腹症》

阑尾清化今验方，
桃仁9克牡丹皮15克银花30克大黄15克，
川楝子9克赤芍9克蒲公英30克生甘草9克，
湿重加藿香梗白蔻仁佩兰。

> 注　本方辨证要点：午后发热，口干渴，腹痛，便秘，尿黄。
>
> 　　本方主要用于急性阑尾炎蕴热期，或脓肿早期，或轻型腹膜炎。本方有清热解毒、行气活血并有化湿通便作用。

（3）阑尾清解汤《急腹症》

阑尾清解验方，

冬瓜仁 30 克牡丹皮 15 克银花 60 克大黄 24 克，

川楝子 9 克木香 9 克蒲公英 30 克生甘草 9 克，

热渴加生石膏、天花粉尝。

注 本方辨证要点：发热恶寒，面红目赤，唇干舌燥，口渴欲饮，恶心呕吐，腹痛拒按，腹肌紧张，有反跳痛，大便秘结，舌质红，苔黄燥或黄腻，脉洪大滑数。

本方以清热解毒为主，行气活血为辅。

4．红黄蒲朴汤（上海龙华医院验方）

红藤 60 克大黄 6 克蒲公英 30 克厚朴 6 克汤，

重用红藤匡，

急腹症肠痈，

腹痛用可当。

注 本方辨证要点：右下腹有压痛或反跳痛，或疼痛绕脐，恶心呕吐，或发热，面红目赤，唇干舌燥，苔黄腻，脉滑数。

（二）温下

1．大黄附子汤《金匮要略》

大黄9克熟附子12克汤，
温通攻下方，
细辛6克发其郁，
散寒止痛良。
若然无表症，
细辛易干姜。
腹痛如剧烈，
桂枝白芍襄。
苔垢积滞重，
枳实六曲尝。

注 本方辨证要点：便秘，腹痛，恶寒肢冷，舌苔黏腻，脉沉弦而紧。

2．三物备急丸《金匮要略》

三物巴豆霜30克，
大黄30克干姜30克共研末蜜和丸尝。
寒气食积结肠胃，
脘腹胀满食难当。

注 本方辨证要点：卒然胸腹胀满，剧烈疼痛，二便不通，甚者气急，口噤，肢厥，苔白，脉沉而紧。

[]

3. 三物白散 《伤寒论》

三物白散巴豆霜1份，
桔梗3份贝母3份研末尝，
涌吐痰涎泻寒积，
寒实结胸方。

注 本方辨证要点：寒实结胸，痰涎壅盛，呼吸困难，痰声如拽锯，脉沉紧。

（三） 润下

1. 麻子仁丸 《伤寒论》

麻仁12克杏仁9克白芍9克，
大黄9克枳实6克厚朴6克酌。
肠胃燥秘结，
体虚慎用药。

注 本方辨证要点：大便秘结，小便频数，舌红，苔微黄少津。

附方：

（1）润肠丸《脾胃论》

润肠丸麻仁15克桃仁6克，
大黄9克当归尾6克羌活3克。
风结秘血结便秘，
疏风活血行。

注　本方辨证要点：大便秘结，干燥涩塞不通，不思饮食。
本方用治风热内伏，血液瘀结之便秘。

（2）五仁丸《世医得效方》

五仁丸桃仁15克杏仁15克松子仁6克，
郁李仁3克柏子仁9克陈皮15克共。
津枯肠燥秘，
孕妇宜慎用。
五仁汤加火麻仁瓜蒌仁，
去陈皮桃仁松子仁。

注　本方用于年老体虚、或产后津枯肠燥的便秘。因方中桃
仁能祛瘀通经，郁李仁通便作用较强，孕妇便秘宜慎用。
　　方中加瓜蒌仁、火麻仁，去陈皮、松子仁、桃仁，改丸
为汤，名五仁汤，润下之力更大，取效较捷。

2. 济川煎《景岳全书》

济川_煎肉苁蓉_{9克}，
补血当归_{15克}同，
泽_{泻5克}牛膝_{6克}枳_{壳3克}升_{麻3克}配，
温肾润肠通_便。
实火加黄芩，
气虚_加人参功。

注 本方辨证要点：大便秘结，小便清长，腰膝酸软，头目眩晕，舌淡苔白，脉沉迟无力。

（四）逐水

1．十枣汤 《伤寒论》

甘遂大戟共芫花三药等分研末，
研末十个大枣煎汤调服下，
服后泻不止，
饮冷粥泻可止效不差。
悬饮有水气，
逐水水自垮。

> 注 本方辨证要点：咳唾胸胁引痛，心下痞硬，干呕短气，头痛目眩，或胸背掣痛不得息，舌苔滑，脉沉弦。

附方：

控涎丹 《三因方》

控涎丹甘遂大戟白芥子各等分研末，
等分糊丸淡姜汤下，
祛痰逐水饮，
脉正常苔不滑。

> 注 本方辨证要点：痰涎伏在胸膈上下，忽然胸背、颈项、腰胯隐痛不可忍，筋骨牵引痛，或手足冷痹，或头痛不可忍，或神志昏倦多睡，或饮食无味，痰唾稠黏，夜间喉中痰鸣，多流唾涎。

2．舟车丸《景岳全书》

甘遂 30 克大戟 30 克芫花 30 克大黄 60 克，
黑丑研末 120 克槟榔 15 克木香 15 克，
青皮 15 克陈皮 15 克加轻粉 3 克，
形气俱实尝。

注 本方辨证要点：水肿水胀，形气俱实，口渴，气粗，腹坚，小便不利，大便秘结，脉沉数有力。

3．疏凿饮子《济生方》

疏凿饮子各等分秦艽羌活，
大腹皮茯苓皮生姜皮藏，
槟榔商陆通二便，
赤小豆木通椒目泽泻襄。
表里俱实遍身水肿，
疏表通里良。

注 本方辨证要点：遍身水肿，喘息口渴，二便不利。

4. 大陷胸汤《伤寒论》

大陷_{胸汤}治结胸_证，
甘遂_{末1克芒}硝_{10克大}黄_{12克水煎}冲。
泻热兼逐水，
硬满疗效宏。
甘遂通结汤，
从此再扩充：
去硝加_木香_厚朴，
桃_仁赤_芍牛膝同，
_{肠道}梗阻多积液，
峻剂能疏通。

注 本方辨证要点：心下硬满，疼痛拒按，大便秘结，日晡
潮热，短气烦躁，舌燥苔黄，脉沉有力。

　　本方去芒硝，加木香、厚朴、桃仁、赤芍、牛膝，名**甘
遂通结汤**，主治肠梗阻较重者。腹胀疼痛，恶心呕吐，大便
秘结，肠腔积液较多者。

5. 己椒苈黄丸《金匮要略》

防己 12 克椒目 12 克葶苈子 12 克生大黄 12 克丸，
作改丸为汤逐水利尿通便良。
加减随应变，
合方效更强：
合三拗汤治喘咳，
合三子养亲汤化涎痰。
合五苓散与五皮饮，
分利水湿效可当。
加厚朴槟榔枳实青皮入，
胀满是效方。
体虚加党参白术黄芪，
胸腔积液加葶白法半夏襄。

注　本方辨证要点：水饮停聚，水走肠间，漉漉有声，胀满便秘，小便不利，口干舌燥，脉沉弦。

（五）攻补兼施

1. 黄龙汤 《伤寒六书》

攻下扶正黄龙汤，
枳实6克厚朴3克芒硝12克大黄9克生姜3片，
人参6克当归9克桔梗6克甘草3克大枣2枚，
正虚邪实方。

注 本方辨证要点：腹部胀满，硬痛拒按，大便不通，或泻下纯清水，发热烦渴，气短体倦，神疲，苔黄厚，脉细数无力。

附方：

新加黄龙汤 《温病条辨》

新加黄龙汤义不同，
芒硝9克大黄9克玄参12克麦冬9克，
人参5克当归9克生地黄9克姜汁1匙甘草3克，
护阴又能攻〈原方有海参，现多不用〉。

注 本方辨证要点：大便秘结，腹中胀满而硬，神疲少气，口干咽燥，唇干裂舌焦，苔焦黄或焦黑燥裂。

2．增液承气汤《温病条辨》

增液承气汤，
玄参30克生地黄24克麦冬24克芒硝5克冲大黄9克，
阴津伤胃肠热实，
养阴又通肠。

注 本方辨证要点：燥屎不行，下之不通，口干，舌绛苔黄。

3．温脾汤《千金方》

温脾汤熟附子9克甘草3克干姜6克，
人参6克当归9克芒硝9克大黄9克，
健脾温阳攻冷积，
腹痛木香肉桂襄。
恶心加砂仁姜半夏，
久痢赤白银花炭黄芩尝。
虚寒久痢便不禁，
生大黄易熟大黄。
减去当归与芒硝，
加赤石脂禹余粮。

注 本方辨证要点：大便秘结，脐腹绞痛，绕脐不止，手足不温，神疲乏力，苔白不渴，脉沉而迟。

80

4．半硫丸《和剂局方》

温_肾通_便用半夏硫_{黄研末同熬制丸}，
姜汁制丸投。
虚冷便秘好，
疝癖冷气收。

注 本方辨证要点：面色无华，腹中气攻，大便艰涩，小便清长，或四肢不温，舌质淡白，脉沉迟。

第五章　和解剂

使之不争，协之平和

第五章　和解剂

（一）和解少阳

1. 小柴胡汤《伤寒论》

小柴胡 12克汤黄芩 9克，
生姜 9克制半夏 9克炙甘草 6克大枣 4枚人参 9克。
扶正祛邪和少阳，
加味细推寻：
渴去半夏加天花粉，
腹痛加白芍去黄芩。
胸中烦不呕，
去人参半夏加瓜蒌仁。
咳者去人参生姜大枣，
五味子干姜增。
小便不利心下悸，
减黄芩加茯苓。
夹有湿痰苍术厚朴入，
治疟常山草果增。
产后若发热，
加当归川芎白芍益母草丹参。
少阳病热入血室证，

加减须记清：

热伤阴血加生地丹皮秦艽，

挟寒加肉桂心。

瘀血互结少腹满痛，

加元胡当归桃仁。

减人参甘草大枣，

气滞加香附枳壳陈皮。

注 本方辨证要点：寒热往来，胸胁苦满，默默不欲饮食，心烦喜呕，口苦，咽干，目眩，舌苔薄白，脉弦者。

2. 蒿芩清胆汤 《通俗伤寒论》

青蒿6克黄芩9克枳壳5克陈皮5克淡竹茹9克，

制半夏5克赤茯苓9克碧玉散9克包，

能清胆利湿能和胃降逆，

能消中焦伏。

热甚加银花连翘黄连，

湿甚加藿香厚朴。

注　本方辨证要点：寒热如疟，寒轻热重，口苦膈闷，吐酸苦水，或呕黄涎而黏，甚则干呕呃逆，胸胁胀痛，舌红苔白腻，脉弦滑数。

（二） 调和肝脾

1. 四逆散《伤寒论》

四逆_{散各等}分用柴胡_{9克}，
枳_{实9克}白芍_{药9克}炙甘草_{9克}俱。
阳_气郁_遏成厥逆，
透解郁热除。
加_瓜蒌_皮薤_白郁金，
肋间_{神经}痛可驱。
挟瘀_加丹_参蒲_{黄五}灵_脂，
痛剧加没_药乳_香。
_胸闷咳_嗽加杏_{仁半}夏，
气逆_代赭_{石旋}覆_花需。
_{兼有}湿痰_半夏陈_皮入，
热痰_{加瓜}蒌贝_{母竹}茹。
心悸加_煅牡蛎，
脾虚_党参_白术扶。

> 注 本方辨证要点：手足厥逆，身热，或脘腹痛，或泄利下重，脉弦者。
>   本方主治：热厥证。

附方：

柴胡疏肝散《景岳全书》

柴胡疏肝散，
四逆散：柴枳芍草合三味：
川芎6克香附6克陈皮6克，
疏肝理脾胃。

注 本方辨证要点：胁肋疼痛，寒热往来，脉弦。
本方主治：肝气郁结证。

2. 逍遥散《和剂局方》

逍遥_{散作汤剂}当归_{9克}茯苓_{9克}白芍_{9克}，
柴_{胡9克}白术_{9克}煨姜_{9克}炙甘草_{5克}薄荷_{3克}。
疏肝又调经，
潮热丹_皮栀_子合。
血虚加_{生或熟}地黄，
黑逍遥散酌。
慢_性肝_炎去_煨姜薄_荷，
_海螵蛸茜_{草根党}参合。
神疲_{食少}肝区痛，
和肝_{补脾}疗效卓。
气滞_{胁痛}较甚者，
加_香附_减白术宜却。

注 本方辨证要点：两胁作痛，头痛目眩，口燥咽干，疲乏食少，或寒热往来，或月经不调，乳房作痛，舌淡红，脉弦而虚。

方中加丹皮、栀子，名**丹栀逍遥散**，用以治疗血虚发热，或潮热，或自汗盗汗，或怔忡不宁，或颊赤口干，或肚腹作痛等化热表现者。

方中加地黄，名**黑逍遥散**，用以增强养血和营的作用，主治肝郁血虚，经前腹痛，脉弦虚者。

3. 痛泻要方 （《景岳全书》引刘草窗方）

痛泻要方作汤剂白术 12 克白芍 9 克，

陈皮 6 克防风 9 克水煎酌，

泻肝补脾治痛泻，

四味精而妥。

大便成水样，

车前子茯苓干姜搏。

脓血样便加白头翁黄芩，

稀粥样便炒苍术和。

发热黄芩黄连入，

后重木香槟榔夺。

腹痛甚加香附，

并加青皮倍白芍。

注 本方辨证要点：肠鸣腹痛，大便泄泻，泻必腹痛，舌苔薄白，脉弦而缓。

（三） 调和肠胃

1. 半夏泻心汤 《伤寒论》

半夏 12 克 泻心汤，

黄芩 9 克 黄连 3 克 炙甘草 6 克 大枣 4 枚 干姜 9 克，

补虚用人参 9 克，

和胃消痞良。

生姜 加生姜并重用 泻心汤，

干姜减量当。

水与热互结，

散水治利长。

甘草泻心汤，

重用 炙 甘草 加倍 昌。

胃虚与痞结，

补中胃自康。

异同三泻心，

临证细推详。

注 本方辨证要点：心下痞满不痛，干呕，或呕吐，肠鸣下利，舌苔薄黄而腻，脉弦细数。

本方减干姜用量，加生姜 12 克而成，名**生姜泻心汤**，主治水热互结，胃中不和，而见心下痞硬，干噫食臭，腹中雷鸣下利等。

本方加重甘草用量，名**甘草泻心汤**，主治胃气虚弱，气结成痞，纳谷不化，腹中雷鸣下利，心下痞硬而满，干呕心烦不得安。

2. 黄连汤《伤寒论》

黄连 3 克汤桂枝 3 克干姜 3 克，

制半夏 9 克炙甘草 3 克人参 6 克大枣 4 枚藏。

寒热升降复，

吐逆泄泻皆能康。

霍乱吐泻方：

用黄芩 6 克黄连 3 克炙甘草 5 克干姜 9 克。

寒重干姜加倍，

热重加倍黄芩黄连用量良。

呕吐严重加生姜法夏，

四肢寒冷加熟附子襄。

烦躁严重加栀子淡豆豉，

转筋加蚕砂苡仁尝。

腹痛严重加吴茱萸，

苔腻加厚朴苍术。

尿少尿闭者，

加通天草〈荸荠梗〉将军干〈蟋蟀〉去足翅研末吞服。

注 本方辨证要点：胸中有热，胃中有寒，痞闷不舒，气上冲逆，欲呕吐，腹中痛，或肠鸣泄泻，舌苔白滑，脉弦。

　　方中加黄芩，减桂枝、半夏、人参、大枣，名**霍乱吐泻验方**，主治霍乱，其症：先泻后吐，吐泻频剧，吐泻物米泔水样，量多，腹不痛，有显著的脱水现象，或休克、昏迷，腹部肌和腓肠肌痉挛性疼痛。

（四） 治疟

1．截疟七宝饮《杨氏家藏方》

截疟七宝饮用常山9克，
草果仁6克厚朴6克槟榔6克，
青皮6克陈皮6克炙草3克用水酌加酒煎，
疟疾用皆良。
若恶寒重者，
加桂枝以散寒。
若高热予加黄芩，
呕吐加法夏生姜。

注 本方辨证要点：痰湿疟疾。寒热往来，数发不止，舌苔白腻，脉弦滑浮大。

2. 达原饮《瘟疫论》

达原饮草果2克厚朴3克槟榔6克，
芍药3克知母3克黄芩3克甘草2克藏。
舌边深红苔白厚如积粉，
湿遏热伏方。
加常山或柴胡，
截疟效尤良。
流感湿重苔浊腻，
去知母白芍加茵陈佩兰。
寒少热多午后甚，
加黑栀子白薇去槟榔。

注 本方辨证要点：憎寒壮热，一日一次或数次，发无定时，胸闷呕恶，头痛烦躁，脉弦数，舌边深红，苔白厚如积粉。

附方：

柴胡达原饮《通俗伤寒论》

柴胡5克达原饮，
槟榔6克厚朴5克草果2克甘草2克黄芩5克，
痰湿阻膜原，
青皮5克枳壳5克荷叶梗9克桔梗3克。

注 本方辨证要点：胸膈痞满，心烦懊恼，头眩口腻，咳痰不爽，间日发疟，舌苔粗如积粉。

3．清脾饮《济生方》

清脾_{饮治疟}化痰湿，
白术_{9克}茯苓_{9克}青_{皮9克}草果_{仁9克}厚朴_{姜制炒}，
制半夏_{9克}炙甘草_{6克}生姜_{3片}，
柴_{胡9克}黄芩_{9克}和肝_{健脾}伍。
常山加更_有效，
热重_{湿轻}去厚朴_{加知母}。
尿赤甘草去，
_加六一_散湿热除。

注 本方辨证要点：热多寒少，胸膈痞满，不思饮食，口苦舌干，心烦渴饮，小便黄赤，脉弦数。

4．常山饮《和剂局方》

常山_{9克}饮贝_{母9克}知母_{9克}，
草果_{9克}乌梅_{9克}槟榔_{9克}聚，
煨姜_{3片}大枣_{3枚}加酒煎_{入陈酒一匙}，
久疟热_甚此方御。

注 本方辨证要点：寒热独作，或连日并发，或间日一发，头痛恶心，烦渴引饮，气息喘急，口苦舌干，肠鸣腹痛，渐成劳疟者。

5. 何人饮 《景岳全书》

久虚疟用何人饮，
人参 3 克何首乌 15 克生姜 3 片当归 6 克陈皮 6 克。
补气补血虚治虚疟，
更益白术炙草增。
久疟加黄芪乌梅，
少量加入常山草果行。
或用黄芪何首乌佩兰，
三次疟可清。

注 本方辨证要点：疟疾久发不止，气血两虚，面色萎黄，舌淡，脉缓大而虚。

6. 鳖甲煎丸 《金匮要略》

鳖甲治疟母，
消结化痰瘀。
药味二十三，
癥瘕并能除。

组成：鳖甲〈炙〉、乌扇〈烧〉、黄芩、柴胡、鼠妇〈熬〉、干姜、大黄、芍药、桂枝、葶苈、石韦、厚朴、牡丹皮、瞿麦、紫葳、半夏、人参、䗪虫〈熬〉、阿胶〈炙〉、蜂窠〈炙〉、赤硝、蜣螂〈熬〉、桃仁。

注 本方辨证要点：疟疾日久不愈，胁下痞硬有块，成为疟母。

第六章 表里双解剂

表里同治，双解内外

第六章　表里双解剂

（一）解表攻里

1．防风通圣散《宣明论》

防风9克荆芥9克麻黄9克薄荷9克，
桔梗18连翘9克黑山栀9克黄芩18克石膏18克，
芒硝9克大黄〈酒蒸〉9克滑石24克白术9克甘草18克，
当归9克川芎9克生姜3片芍药〈炒〉9克。
疏风兼通便，
去实又解表。
高血压头痛，
加制半夏陈皮疗效好。
亦可治肥胖，
快速排泄掉。

注　本方辨证要点：恶寒发热，头痛眩晕，口苦口干，咽喉
不利，大便秘结，小便黄短，舌苔黄腻，脉弦数或弦滑。

2. 大柴胡汤 《金匮要略》

大柴胡_{9克}汤黄芩_{9克}大黄_{6克}，
枳_{实〈炙〉9克}白芍_{9克制半}夏_{9克大}枣_{4枚}生姜_{12克}，
外解_{少阳内}泻热结，
少阳阳明_{合病}方。
加入_川楝_{子元}胡_甘草，
急_性胆_{囊炎}服之康。
右上腹痛剧，
伴呕苦水_色黄，
宜去_甘草大枣，
_加竹茹_代赭_石滑_石襄。
_{皮肤}巩膜黄染者，
_{二便}不利去枣姜。
加茵_陈栀_子泽泻，
清热除湿_{以退}黄。
_{腹部阵痛}吐蛔宜去草，
加_使君_{子、苦}楝_{根皮、}槟榔。

注 本方辨证要点：往来寒热、胸胁苦满、呕不止、郁郁微
烦，心下痞硬，或心下满痛、大便不解，或挟热下利，舌苔
黄，脉弦有力。

附方：

（1）复方大柴胡汤（经验方《急腹症》）

复方大柴胡 9 克汤，
黄芩 9 克枳壳 6 克白芍 9 克川楝子 9 克延胡索 9 克，
溃疡急性穿孔缓解后，腹腔感染后，
大黄 9 克生甘草 6 克木香 6 克蒲公英 15 克。

注 本方辨证要点：上腹或右下腹部压痛，肠鸣，便燥，身热，脉数，舌苔黄。
　　本方主治溃疡病急性穿孔缓解后，腹腔感染。

（2）清胰汤一号《新编中医学概要》

清胰汤柴胡 15 克白芍 15 克胡黄连 9 克，
延胡索 9 克木香 9 克黄芩 9 克大黄 15 克芒硝 9 克。
疏肝泻实热，
主治腑实便结的急性胰腺炎。

注 本方辨证要点：肝郁气滞，脾胃蕴热，腑实便结。

（二）解表清里

1．葛根黄芩黄连汤《伤寒论》

葛根 15 克黄芩 9 克黄连 6 克汤，
炙甘草 3 克和中良。
解肌透表清湿热，
身热泻痢服之安。
兼呕吐加制半夏，
腹痛加木香。
食滞宜消导，
六曲山楂尝。
热甚泻无度，
银花车前子泽泻襄。

注 本方辨证要点：身热下利，脘腹烦热，口干作渴，或喘而汗出，舌红，苔黄，脉数。

2．三黄石膏汤《外台秘要》

三黄：黄芩、黄连、黄柏各 6 克石膏汤，
炒山栀子 6 克淡豆豉 9 克与麻黄 9 克，
外感里热炽，
神昏谵语鼻衄或发斑。

注 本方辨证要点：壮热无汗，身体拘急，面赤目赤，鼻干口渴，烦躁不眠，神昏谵语，鼻衄，脉滑数，或发斑者。

（三）解表温里

1. 五积散《和剂局方》

麻黄9克白芷5克肉桂3克茯苓9克干姜6克生姜3片，

苍术12克厚朴6克制半夏9克陈皮6克炙甘草5克，

桔梗9克枳壳9克当归6克川芎6克白芍6克，

治寒食气血痰五积。

表轻不显去麻黄白芷，

里寒吴茱萸襄。

阳虚自汗加附子，

酌减表药酌删删。

挟有食滞宜消导，

六曲山楂麦芽尝。

注　本方辨证要点：恶寒重，发热轻，无汗，头痛身疼，项背拘急，不欲饮食，胸腹胀痛，或恶心呕吐，舌苔白厚腻，脉浮迟或浮弦，重按无力。

第七章 祛湿剂

燥可祛湿，联系脏腑

第七章　祛湿剂

（一）芳香化湿

1. 藿香正气散《和剂局方》

藿香9克白芷3克白术6克厚朴〈姜制〉6克苏叶3克，
半夏曲6克茯苓3克陈皮6克炙甘草6克俱，
桔梗6克大腹皮3克生姜3片大枣1枚，
表寒内湿并能驱。
加佩兰效更好，
湿重苍术易白术。
尿少木通泽泻入，
食滞加内金六曲并去甘草、大枣。

注　本方辨证要点：恶寒发热，头痛，胸膈满闷，腹痛呕吐，肠鸣泄泻，口淡，苔白腻。

2. 平胃散《和剂局方》

平胃散苍术 12 克厚朴 9 克,

陈皮 9 克甘草 3 克生姜 2 片大枣 2 枚服。

燥湿健脾基础方,

加减变化宜记熟:

呕吐加半夏胸痞加枳壳,

湿盛草枣去。

热加黄芩黄连,

表寒加藿香佩兰苏叶。

尿少加赤茯苓,

食积加麦芽焦山楂六曲。

加枳实玄明粉,

流产堕胎效力巨。

注 本方辨证要点:脘腹胀满,口淡食少,恶心呕吐,肢体倦怠,大便溏泻,舌苔白腻而厚。

附方:

(1) 不换金正气散《和剂局方》

不换金正气散各等分,

藿香 9 克制半夏 9 克加平胃散各 9 克。

外感湿浊内停困,

解表恶寒发热又除闷呕吐腹胀。

注 本方辨证要点:呕吐腹胀,恶寒发热,或霍乱吐泻,或水土不服,舌苔白腻。

（2）柴平汤（录自《内经拾遗方论》）

柴平汤属合方，
小柴胡汤加平胃散。
或用小柴胡汤：柴胡、黄芩、人参、半夏、炙甘草、生姜、大枣，
加陈皮厚朴苍术。
湿疟一身痛，
祛湿和少阳。

注　本方辨证要点：湿疟。一身痛重，寒多热少，脉濡。

（3）对金饮子《和剂局方》

对金饮子方，
平胃散：苍术、厚朴、陈皮、甘草加桑白皮 30 克。
身重肤肿症，
燥湿利水良。

注　本方辨证要点：腹胀，大便泄泻，米谷不化，身体沉重，肢节酸痛，皮肤微肿。

3. 三仁汤《温病条辨》

杏仁 15 克白蔻仁 6 克白通草 6 克苡仁 18 克，
制半夏 15 克厚朴 6 克飞滑石 18 克竹叶 6 克存。
湿温留邪在气分，
芳香宣化两法遵。
卫分证恶寒加香薷青蒿，
热重加柴胡黄芩。
寒热往来者，
草果青蒿增。

注 本方辨证要点：湿温初起，邪在气分。头痛身重，面色
淡黄，胸闷不饥，午后身热，苔白不渴，脉濡。

4. 藿朴夏苓汤《感证辑要》

藿香 6 克厚朴 3 克治湿温，
杏仁 9 克白蔻仁 2 克半夏 5 克薏苡仁 12 克。
泽泻 5 克二苓猪苓 5 克、赤苓 9 克淡豆豉 9 克，
芳香化湿及利尿效倍增。

注 本方辨证要点：湿温病。身热不渴，肢体倦怠，胸闷口
腻，舌苔白滑，脉濡缓。

（二）清热祛湿

1. 茵陈蒿汤 《伤寒论》

茵陈_{蒿 18 克山}栀_{子 9 克}大黄_{6 克}，
清热_{利湿}治黄疸。
恶寒_发热头痛，
和解_{退热}柴_{胡黄}芩襄。
_大便_秘结加枳实，
泻热_{通便}倍大黄。
尿赤加车前_子，
泽_泻滑_{石金}钱_草入方。
_{胁痛}腹胀加枳壳，
_川楝_子郁_金并用良。
热重_{加黄}柏龙胆_草，
黄疸_{甚加}田基黄。
寒湿内郁者_{阴黄}，
茵陈、白术、附_子、干姜、甘草、肉桂〈可去〉汤。

注 本方辨证要点：湿热黄疸证，阳黄。一身面目尽黄，黄色鲜明，但头汗出，腹微满，小便短赤，口渴，舌红，苔黄腻或糙，脉滑数或沉实。

　　用茵陈、白术、附子、干姜、甘草、肉桂，治阴黄，名**茵陈术附汤**，其症：身冷，脉沉细，小便自利。

附方：

栀子柏皮汤《伤寒论》

栀子9克黄柏皮9克汤，
炙甘草3克三味尝。
清热亦祛湿，
热重于湿的黄疸。

注 本方辨证要点：热重于湿的黄疸。身热发黄，心烦懊恼，口渴，苔黄。

2. 蚕矢汤《霍乱论》

蚕矢〈砂〉9克栀子6克黄连6克黄芩3克，
大豆黄卷12克木瓜9克苡仁12克，
制半夏3克吴茱萸2克通草3克，
湿热霍乱平。
湿热痹痛亦常用，
加防己络石藤。
暑湿吐泻烦渴溺短者，
酌加滑石猪苓。

注 本方辨证要点：霍乱。吐泻腹痛，转筋，口渴烦躁，舌苔黄厚而干，脉濡数。

3．甘露消毒丹（录自《温热经纬》）

甘露_{消毒丹}藿香 6 克白蔻仁 6 克石菖蒲 9 克，

绵茵陈 15 克飞滑石 21 克木通 7 克襄，

川贝_母 7 克淡黄芩 12 克连翘 6 克射干 6 克薄荷 6 克，

湿温是效方。

临床常用去射_干贝_母，

木通易通_草良。

杏仁苡_{仁厚}朴入，

化浊_{利湿}效更强。

注　本方辨证要点：湿温初起，湿热并重。身热困倦，胸闷腹胀，无汗而烦，或有汗而热不退，溺赤便秘，舌苔黄腻，或厚腻。

4．黄芩滑石汤《温病条辨》

黄芩 9 克滑石 9 克治湿温，

大腹_皮 6 克白蔻仁 3 克，

茯苓皮 9 克通_草 3 克猪苓 9 克配，

热重于湿清。

注　本方辨证要点：湿温或暑湿病，热重于湿。发热身痛，汗出热解，继而复热，小便短赤，舌苔淡黄而滑。

5. 八正散 《和剂局方》

八正散各等分为粗末加灯芯煎水服木通9克瞿麦9克车前子9克，

萹蓄9克滑石9克添，

栀子9克大黄9克炙甘草9克配，

加灯芯煎水痛淋蠲。

身热脉数者，

宜加银花蒲公英穿心莲。

大便稀溏大黄去，

血尿加白茅根小蓟旱莲草。

石淋尿涩痛，

加鸡内金海金沙金钱草。

注 本方辨证要点：热淋石淋。尿频尿痛，淋沥不畅，甚或癃闭不通，小腹胀满，口燥咽干，舌红苔黄，脉数实。

6. 宣痹汤 《温病条辨》

防己15克蚕砂9克薏苡仁15克，

栀子9克连翘9克滑石15克合成，

赤小豆24克制半夏9克杏仁15克配，

湿热痹痛疗效灵。

桑枝海桐皮片姜黄入，

通络止痛力更增。

注 本方辨证要点：湿热痹证。骨节烦痛，活动不利，寒战热盛，面色黄滞，小便短赤，舌质红，苔黄腻或灰滞。

7. 二妙散 《丹溪心法》

二妙散各等分黄柏 12 克苍术 12 克，
下焦湿热方。
痿痹加牛膝，
方名三妙丸。
再加薏苡仁，
利痹名四妙丸强。
脚气宜加赤小豆，
牛膝木瓜苡仁襄。
腰痛加五加皮，
牛膝木瓜与石楠藤。
湿热带下黄黏稠，
加樗白皮芡实良。

注　本方辨证要点：湿热下注所致的下肢痿软无力。或足膝红肿热痛，或湿热带下，下部湿疮，小便短黄，舌苔黄腻。

方中加牛膝，名**三妙丸**，主治湿热下注之痿痹，两脚麻木或肿痛。

在三妙丸中加薏苡仁，名**四妙丸**，主治湿热痿证。两足麻木，痿软，肿痛。

（三） 利水渗湿

1. 五苓散《伤寒论》

五苓散治水湿停，
白术9克桂枝6克泽泻12克二苓猪苓、茯苓各9克。
便溏尿短少，
除去桂枝名四苓散。
伤湿腹痛泻，
合平胃散名胃苓汤。
猪苓汤是五苓散减桂枝白术，
加入阿胶滑石滋阴。
湿热去白术桂枝，
清利湿热加银花茵陈。
茵陈五苓散，
治黄疸湿偏于重加茵陈。
急慢性肾炎浮肿：
腰酸兼血贫，
五苓散去猪苓，
加炙草配合肾气丸效果好行。

注 本方辨证要点：水湿内停或水肿、身重。头痛，发热，小便不利或泄泻，烦渴欲饮，水入即吐，脉浮，苔白腻。

本方去桂枝，名**四苓散**，主治湿伤脾胃，大便溏薄，小便短少等症。

本方与平胃散合方，名**胃苓汤**，治伤湿食滞，脘腹胀痛泄泻，小便短少者。

本方减桂枝、白术，加阿胶、滑石，名**猪苓汤**，主治水热互结，内热伤阴所致的发热，口渴欲饮，小便不利，心烦不得眠，或血淋，尿淋属阴虚有热者。

本方加茵陈，名**茵陈五苓散**，主治湿热黄疸，小便不利，偏于湿重者。

2. 五皮饮 《中藏经》

五皮_{饮各等分}陈_{皮9克}茯苓皮_{9克}，
桑_{白皮9克}生姜_{皮9克}大腹_{皮9克}齐。
肤胀此方主，
体弱_{脾虚加党}参_白术奇。
外感_{风邪}腰上肿，
苏_叶荆_{芥白}芷加宜，
湿热_{下盛}腰下肿，
_加车前_子泽_泻防_己备。
_{肠胃}积滞大便结，
加大_黄与枳实。
腹_中胀_满加厚朴，
_{再加莱}菔_子麦_芽以消滞。
_寒湿_内盛_肾阳不振，
_肉桂附_{子干}姜加之。
湿重合五苓_散，
肺热_泻白_散合_用宜。
去桑_{白皮}加白术，
_名全生_{白术散}子肿_{妊娠水肿属脾虚湿重}医。

注 本方辨证要点：头面肢体水肿。腹部胀满，上气促急，小便短少。

　　本方去桑白皮，加白术，名**全生白术散**，主治妇女妊娠水肿属脾虚湿重者。以健脾利湿，安胎消肿。

3. 防己黄芪汤《金匮要略》

防己 9 克黄芪 9 克白术 6 克，
甘草 3 克大枣 1 枚生姜 4 片煎服。
善补气健脾消肿，
湿痹肢麻可祛。
气喘加麻黄以平喘，
兼腹痛加白芍以除腹痛。
气上冲桂枝入，
寒邪盛细辛驱。
湿盛腰腿重着，
加茯苓与苍术。
胸腹胀满痛，
加枳壳陈皮苏叶伍。
温阳利水加桂枝茯苓，
风湿性心脏病宜服。
心脏病水肿、慢性肾炎见气虚，
五苓散合用效更足。

注 本方辨证要点：风水。汗出恶风，身重浮肿，小便不利，舌淡苔白，脉浮，以及湿痹而见肢体重着麻木者。

（四） 温化水湿

1. 苓桂术甘汤《伤寒论》

茯苓 12 克桂枝 9 克白术 9 克炙甘草 6 克，
健脾渗湿宝。
中焦阳虚甚，
温化痰饮运湿去了。
呕吐痰水多加陈皮制半夏，
脾气虚甚加党参好。
湿盛泄泻脾阳不足，
平胃散合与高。
心包积液咳嗽胸闷且痛，
丹参防己加宜早。

2. 实脾散《济生方》

白术 12 克熟附子 12 克炙甘草 6 克干姜 6 克〈炮〉，
厚朴姜制 12 克草果仁 12 克大腹皮 12 克木香 12 克，
茯苓 12 克木瓜 12 克生姜 5 片大枣 1 枚，
温阳行气利水良。
气虚党参黄芪入，
寒重加桂枝襄。

注　本方辨证要点：脾肾阳虚的水肿。全身浮肿，腰以下更甚，胸腹胀满，身重懒食，手足不温，口不渴，小便清，大便溏薄，舌苔厚而润，脉沉迟者。

3. 防己茯苓汤《金匮要略》

四肢浮肿腹胀如鼓胀，
宜服防己 9 克茯苓 18 克汤，
黄芪 9 克桂枝 9 克甘草 6 克配，
益气通阳利水良。

注　本方辨证要点：皮水病。四肢浮肿，按之没指，不恶风，腹肿胀如鼓，小便不利，脉浮者。

4. 肾着汤 《金匮要略》

金匮肾着汤，
白术12克茯苓18克甘草6克干姜9克。
身重腰冷痛，
脾经寒湿伤。

注 本方辨证要点：寒湿伤脾。身重，腰及腰以下冷痛，口不渴，小便自利。

5. 萆薢分清饮 《丹溪心法》

萆薢9克甘草9克石菖蒲9克，
乌药9克益智仁9克茯苓9克藏。
尿频尿浊膏淋病，
温肾利湿化浊良。
面白中气不足舌质淡，
气虚加人参白术裹。
妇女寒湿带下，
加肉桂熟附子菟丝子制苍术。
去乌药加黄柏，
急慢性前列腺炎良。
可合六味地黄丸服属肾阴不足者，
肾气丸属肾阳不足者温肾阳。

注 本方辨证要点：膏淋，白浊。小便频数，混浊不清，白如米泔，凝如膏糊。

6．程氏萆薢分清饮《医学心悟》

程氏萆薢9克饮，

黄柏9克石菖蒲9克莲子心9克丹参9克，

白术9克茯苓9克车前子9克配，

湿热下注膀胱的膏淋。

本方辨证要点：湿热白浊。小便混浊，尿有余沥，舌苔黄腻。

7．鸡鸣散《证治准绳》

湿脚气鸡鸣散，

槟榔12克木瓜12克吴茱萸3克藏，

紫苏茎叶6克生姜9克陈皮12克桔梗9克，

宣散湿邪降浊良。

寒湿偏胜加肉桂熟附子，

风湿偏胜加桂枝防风。

寒湿脚气冲心者，

紫苏陈皮桔梗宜去方。

加肉桂附子制半夏沉香配，

或可加服黑锡丹。

寒湿凝滞的丝虫病，

配合电针〈针灸〉良。

注 本方辨证要点：湿脚气。足腿肿重无力，行动不便，或麻木冷痛，以及风湿流注，脚痛不可着地，筋脉浮肿者。

（五） 袪 风 胜 湿

1．羌活胜湿汤 《内外伤辨惑论》

风湿在头上，
羌活9克独活9克防风6克，
蔓荆子6克藁本6克川芎5克炙甘草5克，
袪风胜湿是效方。
身重腰沉沉经中有寒湿，
防己川乌尝。
另有胜湿汤：
袪风通络良，
威灵仙9克羌活9克独活9克，
防己〈酒洗〉6克苡仁18克五加皮9克藏。

注 本方辨证要点：风湿在表。头痛头重，腰背重痛，或一身尽痛，难以转侧，恶寒微热，苔白脉浮。
另有一方，名胜湿汤，治四肢腰脊风湿痛。

2．蠲痹汤 《医学心悟》

秦艽 9 克桂心 9 克独活 9 克羌活 9 克，
桑枝 30 克海风藤 30 克乳香 6 克木香 6 克，
当归 9 克川芎 9 克炙草 5 克配，
风寒湿痹通治方。
偏风加防风偏寒加熟附子，
偏湿加防己薏苡仁苍术。
下肢痛加牛膝川断，
上肢痛加威灵仙片姜黄。

注 本方辨证要点：身体烦痛，项背拘急，手足冷痹，腰膝沉重，举步艰难。

127

3. 独活寄生汤《千金方》

独活9克桑寄生18克秦艽9克细辛3克防风9克，
加八珍汤去白术藏，
肉桂心〈泡〉2克杜仲9克牛膝9克配，
腰膝痛痹可康。
偏热秦艽重用，
熟地改用生地黄。
脾虚湿重便溏者，
地黄宜去加苍术。
挟瘀白芍易赤芍，
桃仁红花并入方。
冷痹日久加千年健，
川乌白花蛇乌梢蛇襄。
去桑寄生加黄芪续断，
三痹汤〈加姜枣煎〉效亦良。

注 本方辨证要点：风寒湿痹证，属于肝肾两亏，气血不足者。腰膝冷痛，肢节屈伸不利，或麻木不仁，畏寒喜温，舌淡苔白脉，象细弱。

本方去桑寄生，加黄芪、续断、生姜、大枣，名**三痹汤**，功效与独活寄生汤大致相同，但三痹汤补气力量更强。

4. 桂枝芍药知母汤《金匮要略》

桂枝 9 克芍药 9 克知母 9 克防风 9 克，

麻黄 6 克白术 9 克熟附子 9 克炙甘草 6 克生姜 5 片。

祛风湿止痹痛，

护阴液又温阳。

痛处灼热重用知母芍药，

加忍冬藤生地襄。

寒重重用麻黄桂枝，

湿重白术附子加重用量攀（攀比）。

注　本方辨证要点：类似鹤膝风。四肢关节疼痛，两脚肿大，身体羸瘦，眩晕，短气，泛恶欲吐。

5. 消风散《外科正宗》

荆芥 9 克防风 9 克牛蒡子〈炒〉9 克蝉蜕 9 克苍术〈炒〉9 克，

苦参 9 克木通 5 克石膏〈煅〉9 克知母 9 克藏，

当归 9 克生地黄 9 克胡麻仁 9 克甘草 5 克配，

湿疹风疹痒安。

血热盛加赤芍紫草，

风毒盛加银花连翘襄。

湿热俱盛者，

地肤子车前子宜入方。

注　本方辨证要点：湿疹、风疹。抓破皮疹后渗出水液，舌苔白或黄，脉数有力。

第八章 治风剂

外风宜散，内风宜熄

第八章 治风剂

（一）疏散外风

1. 大秦艽汤《河间六书》

风邪初中经络秦艽 15 克羌活 9 克防风 6 克，
细辛 3 克白芷 6 克独活 9 克当归 9 克熟地黄 6 克，
石膏 9 克黄芩 6 克白术 6 克茯苓 6 克甘草 9 克，
生地 6 克川芎 9 克白芍 9 克煎尝。
祛风调气血，
运动方能康。

注 本方辨证要点：风邪初中经络。手足不能运动，舌强不能言语，风邪散见，不拘一经者。

2. 川芎茶调散《和剂局方》

川芎 12 克清茶调各药末服白芷 6 克羌活 6 克，
细辛 3 克荆芥 12 克防风 5 克薄荷 24 克甘草 6 克，
目眩鼻塞风攻上，
正偏头痛效昭彰。

注 本方辨证要点：风邪头痛，或偏或正。恶寒发热，目眩鼻塞，舌苔薄白，脉浮。

　　本方治头痛，而偏于风寒者。

附方：

菊花茶调散 《和剂局方》

菊花茶调散,

由川芎茶调散加菊花 12 克僵蚕各 9 克。

风热偏甚者,

宜去细辛羌活。

加入蔓荆子钩藤,

疏散风热良。

注 本方辨证要点：风热上攻，头晕目眩及偏正头痛。
本方治头痛，而偏于风热者。

3. 苍耳子散 《三因方》

苍耳子 18 克用薄荷 5 克,

辛夷 5 克白芷 9 克四般药共研细末。

葱、茶调服，每服 6 克疏风热,

鼻渊额痛和。

注 本方辨证要点：风热上攻，鼻渊证。鼻塞不闻香臭，流
浊涕，前额痛。

4. 清震汤《症因脉治》

清震汤治雷头风，
升麻9克制苍术9克荷叶6克干葛6克，
祛风湿升清阳，
头痛脑鸣立见功。

注 本方辨证要点：额前作痛，心烦痞满，呕吐恶心。

5. 牵正散《杨氏家藏方》

搜风通络化痰牵正散，
白附子、全蝎〈去毒〉、僵蚕各等分研末，
口眼歪斜面部瘫，
热酒送服调功可赞。

注 本方辨证要点：风痰阻于头面经络。中风口眼㖞斜。

6．止痉散 《流行性乙型脑炎中医治疗法》

止痉散全蝎、蜈蚣各等分为末，每服3克，
亦可加地龙，
天麻僵蚕均可配，
顽痹头痛效亦宏。

注 本方辨证要点：手足抽搐、角弓反张之症。

7．玉真散 《外科正宗》

玉真散各等分为末，每服6克热酒调服，镇痉祛风痰，
天南星防风白芷羌活，
白附子天麻配，
治破伤风疗效良。

注 本方辨证要点：破伤风。牙关紧急，口撮唇紧，目斜，
身体强直，角弓反张，脉弦紧。

8. 五虎追风散《全恩家传方》

五虎_{追风散}古验方，

南星6克天麻6克蝉_蜕6克全蝎7个僵_蚕7个，

朱砂2克_先酒调服，

祛风止痉强。

注　本方辨证要点：破伤风。牙关紧急，角弓反张等。

9. 撮风散《证治准绳》

撮风_散蜈_蚣半条钩藤5克，

朱砂3克僵_蚕3克全蝎3克麝_香0.1克存，

竹叶煎汤服_{药末}，

止痉_{熄风}化痰生。

注　本方辨证要点：小儿口撮如囊，吮乳不得，舌强唇青，
手足抽搐。

10. 小活络丹 《和剂局方》

制川乌9克制草乌9克与地龙9克，
制南星9克乳香6克没药6克同。
湿痰死血滞经络，
痹痛皆见功。

注　本方辨证要点：中风手足不仁，日久不愈。腿、臂间有
1～2点作痛。或肢体筋脉挛痛，屈伸不利或疼痛游走不定。

11. 小续命汤 《千金方》

小续命汤桂心9克麻黄6克，
党参15克附片15克杏仁9克甘草3克生姜9克，
二防防风、防己各9克川芎9克黄芩9克白芍12克，
风邪中经络急煎尝。

注　本方辨证要点：中风卒起，筋脉拘急，半身不遂，口眼
㖞斜，舌强不能言，或神志不清。
　　本方对高血压引起的半身不遂，语言蹇涩者，切勿使用。

（二）平熄内风

1. 羚角钩藤汤 《通俗伤寒论》

羚羊角 3 克钩藤 9 克菊花 9 克桑叶 6 克，
白芍 9 克甘草 3 克川贝母 12 克竹茹 15 克藏，
生地 15 克茯神木 9 克，
平肝熄风良。

注 本方辨证要点：肝经热盛，热极动风。高热不退，烦躁，手足抽搐，或神昏，发为痉厥，舌绛而干，脉弦而数。

2. 天麻钩藤饮 《杂病证治新义》

天麻 9 克钩藤 15 克石决明 24 克〈先煎〉，
山栀子 9 克黄芩 9 克杜仲 9 克川牛膝 12 克桑寄生 24 克，
益母草 12 克夜交藤 15 克茯神 15 克配，
平肝降压灵。
头痛眩晕重，
白蒺藜夏枯草增。

注 本方辨证要点：肝阳上亢，肝风内动。头痛眩晕，耳鸣眼花，震颤，失眠，或半身不遂，舌红，脉弦数等症。

3．镇肝熄风汤 《医学衷中参西录》

镇肝熄风汤代赭石 30 克〈先煎〉怀牛膝 30 克，
生龙骨 15 克〈先煎〉生牡蛎 15 克〈先煎〉生龟板 15 克
〈先煎〉玄参 15 克生白芍 15 克，
天冬 15 克生麦芽 6 克川楝子 6 克青蒿 6 克甘草 5 克，
类中风称良剂。
心中热甚加石膏，
痰多制胆星涤。
头痛头胀加夏枯，
滋肾加山萸肉熟地。

注 本方辨证要点：肝风内动所致。头目眩晕，目胀耳鸣，
脑中热痛，心中烦热，面色如醉，或眩晕颠仆，不知人事，
脉弦长有力。

4．建瓴汤 《医学衷中参西录》

生地 18 克白芍 12 克淮山 30 克柏子仁 12 克，
代赭石 24 克〈先煎〉怀牛膝 30 克龙骨 24 克〈先煎〉
生牡蛎 24 克〈先煎〉存。
肝阳上亢头目眩晕，
育阴潜阳降压灵。

注 本方辨证要点：肝阳上亢所致。头目眩晕，耳鸣目胀，
心悸健忘，梦多失眠，脉弦长而硬。

5. 大定风珠《温病条辨》

大定风珠鸡子黄2枚，
阿胶9克〈烊〉干地黄18克麦冬18克白芍18克藏，
生龟板12克生鳖甲12克生牡蛎12克配，
五味子6克炙甘草12克麻仁6克襄。
虚风时欲脱，
滋液救脱良。

注　本方辨证要点：热灼真阴，虚风内动。神倦痉挛，舌绛苔少，脉气虚弱，有时时欲脱的趋势。

6. 阿胶鸡子黄汤《通俗伤寒论》

陈阿胶6克〈烊冲〉鸡子黄2枚好，
生地12克生白芍9克茯神12克清炙草2克，
石决明15克钩藤6克生牡蛎12克络石藤9克，
柔肝此方妙。

注　本方辨证要点：邪热久留，灼伤真阴，致血虚生风。筋脉拘急，手足蠕动，或头目眩晕，舌绛苔少，脉细数。

7. 地黄饮子《宣明论》

地黄9克用山萸肉9克，

巴戟9克〈去心〉肉苁蓉9克〈酒浸焙〉石斛9克肉桂9克附子9克，

麦冬9克〈去心〉五味子9克菖蒲9克茯苓9克远志9克，

薄荷3克生姜3片大枣1枚服。

温肾滋阴液，

中风兼失语。

舌强足废骨节热肾阴虚，

加桑枝地骨皮鳖甲主。

只见足废可去石菖蒲，

薄荷远志等宣通开窍之品亦可去。

痰火盛、阴虚去附子肉桂，

浙贝母竹沥胆星天竺黄入。

气火上升肝阳上亢，

突然足废不可予本方切不可用。

注 本方辨证要点：喑痱。舌强不能言，足废不能行，口干不欲饮，苔浮腻，脉沉迟细弱。

第九章 润燥剂

内外有因，燥者濡之

第九章　润燥剂

（一）轻宣外燥

1. 杏苏散《温病条辨》

杏苏散前胡9克桔梗6克枳壳6克，
制半夏9克茯苓12克橘皮3克甘草3克备。
生姜6克大枣2枚调营卫，
宣肺化痰咳可止。
恶寒重加葱白豆豉，
头痛甚加防风治。
痰少去茯苓半夏，
痰多加紫菀施。

注　本方辨证要点：外感凉燥证。头微痛，恶寒无汗，咳嗽痰稀，鼻塞嗌塞，苔白，脉弦。

2. 桑杏汤《温病条辨》

桑叶6克杏仁9克汤沙参12克淡豆豉6克梨皮6克，
山栀皮6克浙贝母6克齐。
肺阴伤温燥，
甘润辛凉宜。
咽干或痛加牛蒡子，
鼻衄茅根医。
咳痰黄稠入花粉，
干咳浙贝换成川贝母依。

注 本方辨证要点：外感温燥证。头痛身热，口渴，干咳无痰，或痰少而黏，舌红，苔薄白而燥，脉浮数。

3. 清燥救肺汤《医门法律》

清燥救肺汤石膏7克桑叶9克，
阿胶3克〈溶化〉麦冬5克胡麻仁3克藏，
枇杷叶6克〈炙〉杏仁3克党参3克甘草3克，
燥热伤肺尝。
咳血侧柏叶仙鹤草入，
痰多贝母全瓜蒌裹。
阴虚血热者，
养阴清热干地黄。

注 本方辨证要点：温燥伤肺证。头痛身热，干咳无痰，气逆而喘，咽喉干燥，鼻燥，胸满胁痛，心烦口渴，舌干无苔。

4．沙参麦冬汤《温病条辨》

沙参 15 克麦冬 12 克汤，
桑叶 9 克生扁豆 9 克玉竹 12 克藏，
甘草 5 克天花粉 9 克，
生津润燥长。

注 本方辨证要点：燥伤肺胃，津液亏损。咽干口渴，干咳少痰，舌红少苔。

（二） 滋润内燥

1. 养阴清肺汤 《重楼玉钥》

养阴清肺汤白喉医，
生地 12 克玄参 9 克麦冬 9 克丹皮 5 克，
炒白芍 5 克贝母 5 克薄荷 3 克甘草 3 克，
咽炎亦相宜。
热甚银花连翘入，
燥甚天冬芦根依。
咽痛加马勃射干，
表症加牛蒡子蝉衣。

注 本方辨证要点：白喉。发热或不发热，鼻干唇燥，或咳或不咳，呼吸有声，似喘非喘，喉间起白如腐，不易拭去。

附方：

抗白喉合剂 《天津科技情报》

抗白喉合剂用连翘 18 克，
麦冬 9 克黄芩 18 克生地黄 30 克饶，
养阴又解毒，
方用玄参 9 克消。

注 本方辨证要点：白喉（白喉杆菌培养阳性）。发热咽痛，咽部有白膜，呼吸及吞咽困难，咳嗽声嘶，面唇青紫，脉数。

2.　百合固金汤 （录自《医方集解》）

百合 3 克二地生地黄 6 克、熟地黄 9 克玄参 3 克，

当归 3 克炒白芍 3 克麦冬 5 克贝母 3 克存。

桔梗 3 克甘草 3 克配，

润肺滋肾阴。

痰多加全瓜蒌，

气喘去桔梗。

肺结核见咳血，

仙鹤草加白茅根。

注 本方辨证要点：咽喉燥痛，咳嗽气喘，痰中带血，手足烦热，舌红少苔，脉细数。

3.　补肺阿胶汤 （原名阿胶散《小儿药证直诀》）

补肺阿胶 9 克〈烊化〉马兜铃 6 克，

牛蒡子 3 克糯米 6 克炙甘草 3 克杏仁 6 克，

火盛咳喘急，

清热咳自宁。

咳剧枇杷桑叶入，

表症桑叶薄荷增。

注 本方辨证要点：咳嗽气急，咽喉干燥，干咳少痰，或痰中带血，舌红少苔，脉细数。

4. 麦门冬汤《金匮要略》

麦冬 18 克党参 9 克甘草 3 克，

制半夏 5 克梗米 15 克大枣 4 枚，

益胃生津降逆气，

肺痿属阴虚者此方好，

津伤甚加沙参玉竹，

潮热银柴胡地骨皮保。

> **注** 本方辨证要点：虚热肺痿症。咳唾涎沫，气喘短气，咽干口燥，舌干红少苔，脉虚数。胃阴不足证，气逆呕吐，口渴咽干，舌红少苔，脉虚数。

5. 益胃汤《温病条辨》

益胃汤麦冬 15 克沙参 9 克，

生地 15 克玉竹 5 克冰糖 3 克合成，

口干舌苔少，

甘凉濡润津自生。

> **注** 本方辨证要点：阳明温病。下后汗出，身无热，口干咽燥，舌干苔少，脉细数者。

6. 增液汤《温病条辨》

增液汤玄参30克，
麦冬24克生地24克存。
阳明温病津液不足，
滋液润燥珍。

注 本方辨证要点：阳明阴亏，大便秘结，口渴，舌干红，
脉细稍数或沉而无力。

第十章　祛痰剂

消解有主，治其之源

第十章　祛痰剂

（一）燥湿化痰

1. 二陈汤《和剂局方》

燥湿化痰陈皮 12 克，

制半夏 12 克炙甘草 5 克茯苓 9 克。

风痰加制南星白附子，

寒痰加干姜细辛。

食痰加莱菔子枳壳，

热痰加天竺黄瓜蒌黄芩，

顽痰深伏宜攻逐，

礞石海浮石增。

注 本方辨证要点：湿痰咳嗽。痰多色白，胸膈胀满，恶心呕吐，或头眩心悸，舌苔白润。

2. 温胆汤《千金方》

温胆_汤有二陈：半夏、陈皮、茯苓、甘草，
竹茹9克枳实9克生姜3片大枣2枚成。
清胆_{和胃}除痰热，
眩晕心悸宁。
心烦_{口苦}加黄连，
_{方名}黄连温胆_汤增。

注 本方辨证要点：胆虚痰热上扰。虚烦不寐，胸闷，口苦，呕涎。或眩晕，心悸，失眠。

方中加黄连，名**黄连温胆汤**，用于脾胃湿热证。症见脘腹痞闷，食少纳呆，舌红苔黄腻。

3. 导痰汤《济生方》

导痰_汤有二陈_{汤在内}，
_还加枳_{实9克}与_制南星_{6克}。
风痰上扰甚，
降逆此方平。
再加郁_金菖_蒲远_志，
_治怔忡_{惊悸}痰迷心。
若痰厥头痛，
_{导痰汤加}细辛川芎_{名辛芎导痰汤}行。
妇女_{体肥}多痰湿，
_{导痰汤加}苍术莎_{草〈香附〉}名苍莎导痰汤可调经。

注 本方辨证要点：风痰上逆。痰多胸闷，头晕头痛，时发晕厥。

　　方中加细辛、川芎，名**辛芎导痰汤**，治痰厥头痛。症见眉棱骨痛，痛时目不能开，昼轻夜重者。

　　方中加苍术、香附，名**苍莎导痰汤**，用于妇女体肥，湿痰多月经不调者。

4. 涤痰汤《济生方》

二陈汤加枳实7克胆南星7克，
菖蒲3克竹茹2克生姜3片大枣2枚人参3克。
益气祛痰并化浊开窍，
善治痰迷心。

> 注 本方辨证要点：中风痰迷心窍。舌强，神昏，多喘逆，
> 胸满痞塞。

5. 金水六味煎（原名金水六君煎《景岳全书》）

脾湿肺肾阴虚，
金水六味煎服：
二陈汤加生姜3片当归6克熟地15克，
养阴化痰除。

> 注 本方辨证要点：肺肾阴虚，脾湿生痰。咳嗽呕恶，喘逆
> 多痰，或咽干口燥。

6. 六安煎 《景岳全书》

二陈汤加杏仁9克，
白芥子9克化痰行。
咳嗽寒气盛，
宜加北细辛。
寒热俱盛者，
苏叶柴胡增。

注 本方辨证要点：风寒咳嗽，痰滞气逆。

7. 平咳合剂 （经验方）

平咳合剂是验方，
制半夏9克陈皮6克厚朴6克苍术9克。
燥湿化痰止咳嗽，
慢性气管炎宜煎尝。

注 本方辨证要点：痰多色白，胸膈满闷，恶心呕吐，舌苔
白润。

本方可治湿盛引起的慢性支气管炎。

（二）祛寒化痰

1. 苓甘五味姜辛汤 《金匮要略》

温肺化痰方，
茯苓 12 克甘草 6 克五味子 6 克细辛 6 克干姜 9 克。
咳嗽多加杏仁，
紫菀款冬花用良。
兼呕吐加法夏，
冲气上逆桂枝襄。
气滞脘胀砂仁陈皮入，
脾虚食少参术尝。

注 本方辨证要点：肺寒留饮。咳嗽稀痰、喜唾，胸满喘逆，舌苔白滑，脉弦迟。

（三）清热化痰

1. 贝母瓜蒌散 《医学心悟》

贝母 12 克瓜蒌 9 克治燥痰，
茯苓 6 克天花粉 6 克橘红 6 克桔梗 6 克藏。
喉痒牛蒡子前胡入，
带血沙参仙鹤草襄。
燥甚咽干痛，
玄参麦冬芦根匡。

> 注 本方辨证要点：燥热咳嗽。咳嗽有痰，黏稠难咯，涩而难出，咽喉干燥咽痛，苔白而干，脉数。

2. 清气化痰丸 《医方考》

清气化痰丸瓜蒌 9 克杏仁 9 克黄芩 9 克，
胆南星 12 克制半夏 12 克枳实 9 克陈皮 9 克茯苓 9 克。
姜汁为丸服〈可作汤剂，水煎服〉，
痰热内结咳喘平。

> 注 本方辨证要点：痰热内结。咳嗽痰黄，稠厚胶黏，或气急呕恶，胸膈痞满，舌质红，苔黄腻，脉滑数。

3. 礞石滚痰丸 (录自《丹溪心法附余》)

煅礞石 30 克 煅似金〈成药〉，

沉香 15 克 大黄 240 克〈酒蒸〉黄芩 240 克。

能攻痰积能清热，

通便又清心。

注 本方辨证要点：降火逐痰。湿热顽痰。咳喘痰黄而稠，
或胸痞眩晕，大便秘结，舌苔黄厚腻，脉滑数有力。

4. 消瘰丸《医学心悟》

消瘰丸生牡蛎 30 克，

贝母 15 克 与玄参 30 克。

口燥阴虚火盛可加重玄参用量，

加麦冬生地丹皮行。

痰黏口苦者，

贝母加重用量加瓜蒌浮海石增。

肿块坚硬加重牡蛎用量，

加夏枯草海藻昆布。

注 本方辨证要点：瘰疬、痰核、瘿瘤。咽干口燥，舌红，
脉滑数。

5. 小陷胸汤 《伤寒论》

小陷胸汤黄连 6 克瓜蒌实 15 克制半夏 9 克，
宽胸开结力堪夸。
痞满按之痛，
宽胸理气枳实可加。
若兼呕吐者，
加入姜汁压。
痰热气闷急，
葶苈杏仁佳。

注 本方辨证要点：痰热互结心下。胸脘痞满，按之则痛，或咳嗽痰黏，舌苔黄腻，脉浮滑。

6. 紫菀汤 《医方集解》

紫菀 6 克阿胶 6 克〈溶化〉五味子 3 克党参 9 克，
知母 6 克贝母 9 克桔梗 6 克甘草 3 克茯苓 9 克。
久嗽痰带血，
养阴补肺嗽自宁。

注 本方辨证要点：肺气虚损。劳热久嗽，咳吐痰血，咽燥胸痛。

7. 清金化痰汤《医学统旨》

清金化痰汤知母 15 克栀子 12 克黄芩 12 克，
桑白皮 15 克麦冬 9 克贝母 9 克瓜蒌仁 15 克，
茯苓 9 克橘红 9 克桔梗 9 克甘草 3 克，
肺热痰稠服之清。

注 本方辨证要点：咳嗽痰稠，或腥臭，或带血丝，咽喉干痛，脉滑数。

（四）治风化痰

1. 止嗽散 《医学心悟》

止嗽散桔梗 15 克甘草 6 克陈皮 9 克，
紫菀 15 克百部 15 克白前胡 15 克荆芥 15 克。
外感久咳嗽不止，
加入杏仁苏叶灵。
风寒初起发热怕冷而咳嗽者无汗，
防风苏叶生姜增。
风热咳嗽头痛加桑叶菊花，
牛蒡子薄荷与芦根。
痰湿中阻咳嗽多痰加半夏，
茯苓苏子冬瓜仁。

注 本方辨证要点：外感咳嗽，日久不止。咳嗽痰多，咳痰不畅，或有轻度头痛，舌苔白、脉浮缓。

2. 半夏白术天麻汤 《医学心悟》

半夏 9 克白术 18 克天麻 6 克汤，
茯苓 6 克橘红 6 克甘草 3 克大枣 3 枚生姜 2 片，
风痰重如蒙，
息风健脾祛湿当。
眩晕甚僵蚕胆南星入，
气虚党参黄芪襄。

注 本方辨证要点：风痰所致的眩晕、头痛、痰多、胸膈胀满，舌苔白腻，脉弦滑。

3. 金沸草散 《活人书》

金沸草9克制半夏9克茯苓9克甘草3克，
前胡9克荆芥9克细辛3克生姜3片大枣3枚，
发散风寒能宣肺，
化痰降气止咳好。

注 本方辨证要点：风寒咳嗽。恶寒发热，头痛鼻塞，咳嗽
痰多，胸闷气促，苔白脉浮。

第十一章　消导剂

结者散之，通可去滞

第十一章 消导剂

（一）消食导滞

1. 保和丸《丹溪心法》

保和丸六曲 6 克山楂 18 克，
陈皮 3 克茯苓 9 克莱菔子 3 克连翘 3 克半夏 9 克，
消积和肠胃，
一方有麦芽。
大安丸加白术，
消补消食健脾效堪夸。

> **注** 本方辨证要点：食积停滞。胸脘痞满，腹胀时痛，嗳腐厌食，或大便不调，食疟下痢，舌苔厚腻而黄，脉滑。
>
> 本方加白术，名**大安丸**，治食滞兼脾虚者，可消中兼补。

2. 枳术丸 《脾胃论》

枳实 30 克〈麸炒〉炒白术 60 克丸与枳术汤，

消补用各当丸以补为主、汤以消为主。

二方虽无别，

药量变化却有商丸加重白术用量，汤加重枳实用量。

木香砂陈〈橘〉皮半夏麦芽六神曲，

加味各成方：

曲麦枳术丸消食积，

橘半枳术丸治停痰，

香砂枳术丸重开胃，

消滞效亦良。

注 本方辨证要点：脾胃虚弱，饮食停滞。腹胀痞满，舌苔白，脉虚。

本方将枳实用量加倍，将白术用量减半，名**枳术汤**，治水饮停滞在胃，以消为主。

方中加六神曲、麦芽，名**曲麦枳术丸**，治饮食过多，心腹胀满不快。

方中加半夏、陈皮，名**橘半枳术丸**，治脾虚停痰，饮食不消，气滞痞闷。

方中加砂仁、木香，名**香砂枳术丸**，治饮食不化，气滞脘腹胀满。

3. 枳实导滞丸《内外伤辨惑论》

枳实 15 克〈麸炒〉导滞丸重用大黄 30 克，
黄芩 9 克黄连 9 克六曲 15 克〈炒〉白术 9 克襄，
茯苓 9 克泽泻 6 克共为细末汤浸蒸饼为丸，
消导积滞良。
湿热后重气滞，
木香加槟榔名木香导滞丸。

注 本方辨证要点：消积导滞。胸脘痞闷，下痢，或泄泻腹痛后重，或大便秘结，小便短赤，舌红苔黄腻，脉沉实。

　　方中加木香、槟榔，名**木香导滞丸**，治湿热痢疾。见里急后重，脘腹痞胀。

4. 木香槟榔丸《儒门事亲》

木香 3 克槟榔 3 克青皮 3 克陈皮 3 克，
莪术 3 克香附 12 克〈炒〉黄连 3 克黄柏 9 克齐。
大黄 9 克牵牛子 12 克，
荡涤后重急。

注 本方辨证要点：积滞内停。脘腹痞满胀痛，大便秘结，或赤白痢疾，里急后重者。

（二）消痞化积

1．枳实消痞丸 《兰室秘藏》

枳实15克消痞满，
麦芽6克半夏曲6克四味〈四君子汤〉党参9克、白术6克、茯苓6克、甘草6克帮，
厚朴12克干姜3克黄连15克〈姜汁炒〉，
脾气正常运行大便通畅。
去黄连加吴茱萸，
止呕胃痛兼脘闷呕吐暖中虚寒便去。
虫积宜驱逐，
使君子榧子槟榔。

注 本方辨证要点：心下痞满，饮食不振，神疲体倦，或胸腹痞胀，食不消化，大便不畅，舌苔白厚，脉弦者。

第十二章 理气剂

气滞宜行，气逆宜降

第十二章　理气剂

（一）行气

1. 越鞠丸《丹溪心法》

越鞠_{丸各等分研末为丸}治六郁，
苍_术9克香_附9克川芎9克山栀_子9克六曲9克。
血郁_{偏重}加桃_仁红_花，
湿郁_{偏重茯}苓泽_泻入。
食郁_{偏重}加麦_芽山楂，
气郁_{偏重木}香枳_壳厚朴。
痰郁_{偏重胆}南星_半夏瓜蒌，
火郁_{偏重黄}连_青黛服。
挟寒加吴_茱萸，
变化宜记熟。

注 本方辨证要点：气、血、痰、火、湿、食六郁证。胸膈痞闷，或脘腹胀痛，嘈杂吞酸，饮食不化，嗳气呕吐。

2. 良附丸 《良方集腋》

^{肝郁}气滞^{寒凝}胃脘痛，
^高良^{姜、香}附丸^{各等份}宜用。
^{加当}归^干姜青^{皮厚}朴入，
^{再加}二香^{木香、沉香}止痛功。

注 本方辨证要点：温中祛寒，行气止痛。胁痛，腹痛，胃脘作痛，得温痛减，喜按，胸闷不舒。

3. 半夏厚朴汤 《金匮要略》

^制半夏 12 ^克厚朴 9 ^克汤，
苏叶 9 ^克茯苓 12 ^克生姜 9 ^克，
^痰气郁^结咽^中如^{有物}阻，
行^{气开}郁并化痰。
胸痛加乌药，
气逆^{上冲}予沉香。
胸闷不舒者，
郁金枳壳襄。
津亏^或胃灼痛，
^沙参^石斛宜入方。

注 本方辨证要点：梅核气，痰气郁结。咽中如有物阻，咯吐不出，吞咽不下，胸胁满闷作痛，或气急咳嗽，或呕吐。

4．瓜蒌薤白白酒汤《金匮要略》

瓜蒌实12克薤白9克汤，

白酒〈米酒〉50克助更通阳行气祛痰。

胸痛彻背寒邪甚，

宜加熟附子干姜。

心绞痛加桃仁当归白芍，

五灵脂郁金田七末丹参。

肋间神经痛属气滞痰郁者，

可合四逆散。

注　本方辨证要点：胸痹证。胸部隐痛，甚至胸痛彻背，喘息咳唾，短气，舌苔白腻，脉沉弦或紧。

5．瓜蒌薤白半夏汤《金匮要略》

瓜蒌30克薤白12克半夏9克汤，

祛痰散结强。

心绞痛加远志酸枣仁，

党参炙鳖甲川楝子郁金丹参。

心悸炙草柏子仁入，

心前区闷痛加檀香石菖蒲。

胸闷气短合生脉散，

高血压上升加生龙骨生牡蛎襄，

痛射心痛放射至背加附子，

心痛而肘臂掣痛加白芍姜黄。

注　本方辨证要点：胸痹证〈心绞痛〉。胸背痛剧，不能安卧。

6. 枳实薤白桂枝汤 《金匮要略》

枳实 9 克薤白 12 克桂枝 6 克汤，
瓜蒌 15 克厚朴 6 克合成方：本方由瓜蒌薤白白酒汤，去白酒，加枳实、厚朴、桂枝而成，
胸痹气结上冲胸，
下气消痞良。

注 本方辨证要点：胸痹气结。心中痞满，气从胁下上逆，抢于心者。

7. 金铃子散 《圣惠方》

金铃子 30 克元胡 30 克〈研末白酒送服 9 克〉，
疏肝泄热除。
加柴胡白芍栀子郁金，
行气止痛疏肝泄热力更足。

注 本方辨证要点：肝气郁滞，气郁化火。胸腹胁肋疼痛，或痛经，时发时止，烦躁不安，食热物者痛增，舌红，苔黄，脉弦或数。

8. 丹参饮《医宗金鉴》

丹参30克檀香5克砂仁5克，
行气化瘀止痛三行。
血瘀气滞心胃痛，
临床运用效倍增。

注 本方辨证要点：心胃诸痛属于血瘀气滞者。

9. 天台乌药散《医学发明》

寒凝气滞的小肠疝气痛，
天台乌药9克散宜用原方有巴豆，今不用。水煎冲酒服。
亦可加橘核、荔枝核疗效更好。
青皮9克木香9克槟榔9克高良姜9克，
川楝子9克小茴香9克共。
寒甚吴茱萸肉桂入，
痛甚加沉香〈研末冲服〉冲。

注 本方辨证要点：寒凝气滞的小肠疝气痛。少腹痛引睾丸，
舌质淡，苔白，脉沉迟或弦。

10. 橘核丸《济生方》

橘核 12 克川楝子 12 克木香 6 克，

桂心 6 克桃仁 9 克元胡 6 克枳实 6 克藏，

昆布 12 克海藻 12 克海带 12 克木通 6 克厚朴 6 克，

癫疝是效方。

睾丸肿硬加荔核，

或加玄明粉效更良。

瘀重加三棱莪术入，

寒甚小茴香吴茱萸襄。

囊肿湿痒者，

车前子泽泻茵陈入方。

热甚加黄芩龙胆草可再加黄柏，

湿肿加土茯苓苍术。

注 本方辨证要点：睾丸胀肿偏坠，痛引脐腹，或坚硬如石，
不痛不痒，阴囊肿大，或渗黄水，或痛或痒，或成疮痈，甚
则溃烂。

11. 暖肝煎《景岳全书》

乌药 6 克小茴香 6 克沉香 3 克〈可木香代〉，

枸杞 9 克当归 9 克肉桂 6 克茯苓 6 克生姜 5 片，

肝肾阴寒疝气痛，

逐寒温肾肝。

寒甚吴茱萸干姜入，

再甚加附子良。

注 本方辨证要点：肝肾阴寒，少腹疼痛，疝气。

（二） 降气

1. 苏子降气汤 《和剂局方》

苏子9克制半夏9克当归9克陈皮3克前胡9克，

厚朴6克肉桂2克〈泡〉生姜3片炙甘草5克联。

一方去肉桂加沉香，

降气平喘化痰涎。

挟风寒当归肉桂减，

麻黄杏仁苏叶添。

气虚合生脉散，

阴虚加熟地黄兼。

> 注 本方辨证要点：痰涎壅盛，咳喘短气，呼多吸少，胸膈满闷，舌苔白滑。

2. 定喘汤 《摄生众妙方》

定喘汤杏仁5克麻黄9克，

白果肉9克苏子6克黄芩5克桑白皮9克，

款冬花9克制半夏9克甘草9克配，

宣肺降逆化热痰。

若然多痰热，

胆南星海蛤壳瓜蒌皮裹。

胸闷加枳壳竹茹，

慢性气管炎、支气管哮喘是效方。

> 注 本方辨证要点：风寒外束，痰热内蕴所致的哮喘证。咳嗽痰多，胸闷气促，喉中有哮鸣声，或有恶寒发热等表证。

3. 三子养亲汤《韩氏医通》

三子养亲汤莱菔子9克白芥子6克苏子9克，
寒郁痰中阻。
温化降逆气，
平喘痰能除。

注 本方辨证要点：气逆，痰滞之咳嗽，气喘，痰多胸痞。
本方能温肺消滞，适用于哮喘偏于寒痰郁滞者。

4. 旋覆代赭汤《伤寒论》

旋覆花9克代赭石15克炙甘草5克，
制半夏9克人参6克生姜12克大枣4枚。
降逆化痰和胃气，
顽固性呕吐止住了合六君子汤：
若合六君子汤，
重用代赭石效更好。

注 本方辨证要点：胃气虚弱，痰浊内阻。胃气上逆所致的
嗳气频作，胃脘痞硬，或反胃呕恶，或吐涎沫，舌苔白滑，
脉弦而虚。

5. 橘皮竹茹汤 《金匮要略》

橘皮 9 克竹茹 12 克甘草 6 克，
党参 12 克生姜 12 克共大枣 5 枚。
胃虚挟热成呃逆，
益气清热降逆好。
胃阴虚加麦冬石斛，
枇杷叶芦根保。
兼瘀血桃仁入，
挟痰火枇杷叶瓜蒌仁讨。

注　本方辨证要点：久病体弱，或胃虚有热。气逆不降所致的呃逆或呕逆，舌嫩红，脉虚数。

6. 丁香柿蒂汤 《症因脉治》

丁香 3 克柿蒂 9 克汤，
虚寒呃逆生姜 9 克党参 12 克帮。
寒轻生姜去名柿钱散，
未虚党参删名柿蒂汤。
气郁痰滞加半夏，
并加陈皮竹茹沉香高良姜。

注　本方辨证要点：久病体虚，胃中虚寒所致的呃逆，呕吐，口淡，食少，脘闷胸痞，舌淡，苔白，脉沉迟等。
　　本方去生姜，名□钱散，治胃气偏虚而寒不重的呃逆轻症。
　　本方去党参，名□蒂汤，治胸满呃逆不止，属寒呃而正气未虚者。

附方：

四磨汤《济生方》

四磨汤各等分浓磨水或沉香末冲药汁服，
党参9克槟榔9克乌药9克沉香9克〈研末冲〉。
可破滞降逆气、顺气扶正，
胸膈不烦闷。

注 本方辨证要点：正气素虚，肝气横逆，上犯肺胃。气逆
喘急，胸膈不舒，烦闷不食。

第十三章　理血剂

旧血当去，出血当止

第十三章　理血剂

（一）　活血祛瘀

1. 桃核承气汤 《伤寒论》

桃核 12克 承气汤，

桂枝 6克 助一方，

瘀热蓄下焦，

炙草 6克 芒硝 6克 〈冲〉 大黄 12克。

三七加赤芍，

祛瘀力更强。

妇女经闭久 属实者 ，

当归红花裹。

产后 恶露 不下 腹坚痛，

可加 五灵 脂 蒲黄。

注 本方辨证要点：下焦蓄血。少腹拘急胀满，大便色黑，小便自利，谵语烦渴，至夜发热，其人如狂，以及血瘀经闭，痛经。

2. 下瘀血汤 《金匮要略》

下瘀_血用大黄_{9克}，
桃仁_{6克}䗪虫〈土鳖〉_{6克}尝。
产妇_{腹痛}血内结_{干血内结}，
急逐瘀血_{破血下瘀}方。

注 本方辨证要点：瘀血化热，瘀热内结；产妇腹痛，因干血内结，着于脐下。少腹刺痛拒按，按之有硬块，或见恶露不下，口干舌干，大便燥结，舌有瘀点，苔黄燥，脉沉涩有力。

3. 桂枝茯苓丸 《金匮要略》

桂枝_{9克}茯苓_{9克}丸_{各等分}，
丹_{皮9克}赤_{芍9克}桃仁_{9克}联。
妇女少腹痛_{宿有癥块}，
缓消渐削坚。

注 本方辨证要点：妇女少腹宿有癥块。按之痛，腹挛急，脉涩。或月经困难。或经停腹胀痛，或难产，或胞衣不下，或死胎不下，或产后恶露不尽而腹痛拒按者。

4. 血府逐瘀汤《医林改错》

血府逐瘀汤当归 9 克桃仁 12 克红花 9 克，
生地 9 克赤芍 6 克甘草 3 克川芎 5 克，
柴胡 3 克枳壳 6 克桔梗 5 克牛膝 9 克，
活血祛瘀宏。
常用去桔梗，
青皮香附纳方中。
痛剧加全蝎，
加穿山甲地龙蜈蚣。

注 本方辨证要点：胸中血瘀，血行不畅所致的头痛、胸痛日久不愈，痛如针刺而有定处，或呃逆日久不止，入暮潮热，舌质黯红，舌边有瘀斑，舌面有瘀点，唇黯或两目黯黑，脉涩或弦紧。

5. 通窍活血汤《医林改错》

通窍活血汤用桃仁 9 克红花 9 克，
老葱 3 根生姜 9 克大枣 7 枚赤芍 3 克川芎 3 克，
酒水煎服冲麝香 0.15 克服，
头瘀此方攻。

注 本方辨证要点：头面上部血瘀之证。
临床有用治久聋、酒渣鼻、紫斑、肌肤甲错、两目暗黑的干血痨证。

6. 膈下逐瘀汤《医林改错》

膈下逐瘀汤用桃仁9克红花9克，
当归9克丹皮6克赤芍6克川芎6克，
元胡3克五灵脂6克〈炒〉，
香附5克乌药6克枳壳5克甘草9克从。
瘀血留在脘腹，
活血行气止痛功。

注 本方辨证要点：瘀在膈下，形成积块，或小儿痞块，痛处不移，卧则腹坠。

7. 少腹逐瘀汤《医林改错》

少腹逐瘀汤小茴香3克肉桂3克干姜1克，
元胡3克没药3克五灵脂6克〈炒〉蒲黄9克，
当归9克赤芍6克川芎3克配，
温经止痛良。

注 本方辨证要点：少腹瘀血积块疼痛或不痛，或疼痛而无积块，或少腹胀满，或经期腰酸少腹胀，或月经不调，其色或紫或黑，或有瘀块，或崩漏兼少腹疼痛。

8.　身痛逐瘀汤 《医林改错》

身痛_{逐瘀汤}当归9克桃仁9克红花9克，

五灵脂6克地龙6克没药6克川芎6克，

羌活3克秦艽3克香附3克牛膝9克甘草6克，

久痛入络力能攻。

腰腿痛加乌梢蛇，

上肢痛加威灵仙从去牛膝。

寒重加川乌去秦艽，

痛剧加蜈蚣。

气短身倦予黄芪，

肿痛发热苍术黄柏同。

注　本方辨证要点：血气痹阻经络所致的肩痛、臂痛，腰、腿或周身疼痛，经久不愈。

9.　复元活血汤 《医学发明》

复元活血汤柴胡15克大黄30克〈酒浸〉，

桃仁12克〈酒浸〉红花6克当归9克穿山甲6克〈炮〉藏，

瓜蒌根9克甘草6克加酒三分之一酒煎，

胁下瘀血留于胁下滞尝。

注　本方辨证要点：跌打损伤，瘀血留于胁下，痛不可忍。

附方：

七厘散《良方集腋》

七厘散血竭30克冰片0.36克朱砂3.6克，
乳香4.5克没药4.5克麝香0.36克红花4.5克儿茶6.8克，
上八味研极细末，密储。
冲酒服七厘本方可内服外敷，
活血散瘀金刃跌打。

注 本方辨证要点：跌打损伤、骨断筋折、瘀滞作痛，或血
流不止，或金刃折伤。

10．补阳还五汤《医林改错》

补阳还五汤，
当归尾 6 克赤芍 5 克地龙 3 克川芎 3 克襄，
桃仁 3 克红花 3 克化瘀滞，
大补元气黄芪 120 克四两。
偏寒加熟附子，
脾胃虚党参白术尝。
失音远志菖蒲入，
半夏天竺黄攻痰。
入全蝎蜈蚣白附子，
治气虚中风良。

注　本方辨证要点：中风后，半身不遂，口眼歪斜，语言謇涩，口角流涎，大便干燥，小便频数，遗尿不禁，苔白，脉缓。

11. 温经汤 《金匮要略》

温经吴茱萸9克桂枝6克生姜3片，
当归6克白芍6克川芎6克阿胶6克丹皮6克，
制半夏6克人参6克麦冬9克甘草6克配，
妇科调经基础方。
子宫虚寒甚，
桂枝改用肉桂良。
少腹冷痛去丹皮麦冬，
加紫石英艾叶小茴香。
经血有紫块阿胶减，
桃仁红花宜入方。
气滞加香附乌药，
漏下色淡兼腰酸加艾叶炮姜还可加熟地黄，去丹皮。

注 本方辨证要点：冲任虚寒，瘀血阻滞，月经不调，或前或后，或多或少，或逾期不止，或一月再来，傍晚发热，手心发热，唇口干燥，或小腹冷痛，或久不受孕。

12．生化汤 《景岳全书》

产后恶露不行，

当归24克川芎9克桃仁6克呈，

温经炮姜2克炙甘草2克，

血虚有寒恶露清。

恶露已行桃仁去，

血寒较甚冷痛加肉桂争。

瘀阻腹痛甚，

加蒲黄元胡五灵脂。

血瘀发热者，

加赤芍入丹参。

有块血块未消见虚脱，

生化汤加人参名加参生化汤。

注　本方辨证要点：产后恶露不行，小腹疼痛。

　　本方加人参，名**加参生化汤**，治产后一二日间，血块未消，而气血虚脱，或晕或厥，甚者汗出如珠，口气渐冷，烦渴喘急者。

13. 失笑散《和剂局方》

失笑散各等分五灵脂15克蒲黄15克，
祛瘀止痛良。
痛甚加乳香没药入，
瘀重加赤芍川芎丹参。
虚寒加当归川芎艾叶，
气滞加青皮小茴香。
产后瘀积心腹痛，
加入山楂砂糖调服尝。
加桃仁红花川芎赤芍，
治冠心病心绞痛康。

注 本方辨证要点：瘀血内阻以致月经不调，小腹急痛，以及产后恶露不行。

14. 宫外孕方 《中医治法与方剂》

宫外孕共二方，
乳香9克没药9克桃仁9克赤芍9克丹参15克名一号方。
有块加三棱9克莪术6克名二号方，
消癥止痛良。
痛甚加元胡，
气虚党参黄芪襄。
腑实证实热用大承气汤加减以除实热，
腑实证实寒用九种心痛丸炮附子、朝鲜参、干姜、吴茱萸、狼毒〈醋炒〉、巴豆霜。
休克宜输液休克不易纠正者，应及时手术治疗，
输血及吸氧。

注　本方辨证要点：子宫外孕流产或破裂。月经过期，漏下不畅，血色暗红，时有小血块或肉膜样物，突发性剧烈腹痛。
　　如腹胀痛，大便秘结，属腑实证实寒者，用**九种心痛丸**治疗。

15. 脱花煎 《景岳全书》

脱花煎当归20克川芎6克红花3克，
牛膝6克肉桂6克车前子3克同。
温经活血催胎下，
难产堕胎见功效。
偏热去肉桂去热加大黄，
气郁腹胀枳壳香附从。

注　本方辨证要点：临盆催生，或治难产、胎死腹中不下。

（二） 止血

1. 黄土汤《金匮要略》

灶心黄土30克熟附子9克白术9克，
阿胶9克干地黄9克黄芩9克甘草9克服。
脾气虚寒血外溢，
便血、吐血、衄血、崩漏除。
三七白芨均可加，
气虚党参补。
心悸去黄芩，
加大枣龙眼肉。

注 本方辨证要点：脾气虚寒所致的便血、吐血、衄血、妇女血崩，血色黯淡，四肢不温，面色萎黄，舌淡苔白，脉沉细无力。

2. 槐花散《本事方》

槐花9克〈炒〉散各等分侧柏叶9克，
荆芥穗9克枳壳9克协。
大肠湿热清，
疏风行气治便血。
下血多加地榆，
黄连黄柏大肠热盛劫。

注 本方辨证要点：肠风下血，血色鲜红，或大便带血。

3. 赤小豆当归散《金匮要略》

赤小豆当归散各等分为散，每服 9 克，
血虚挟湿的肠风下血或脏毒证良。
为散醋调服，
先下血后大便方。

注 本方辨证要点：和血祛湿。大便下血，先血后便，或便中带血。

4. 四生丸《妇人良方》

四生丸各等分用生地黄 12 克，
生侧柏叶 12 克生荷叶 12 克生艾叶 12 克成方。
血热妄行成吐衄，
凉血止血疗效良。
可加鲜藕节鲜茅根鲜旱莲草鲜小蓟入，
胃热炽盛开水泡大黄与药同服。
加赤芍茜草丹皮三七，
祛瘀凉血强。

注 本方辨证要点：血热妄行所致的吐血、衄血，血色鲜红，口干咽燥，舌红，脉弦数有力。

5. 十灰散《十药神书》

十灰散各等分烧炭成性研细末大蓟9克小蓟9克，
侧柏叶9克莲叶9克茅根9克齐，
大黄9克丹皮9克栀子9克，
茜草根9克棕榈皮9克。
血来暴急遏止，
汤剂止血后用效果较好缓散剂治标应急用用急。

注 本方辨证要点：呕血、吐血、咯血、咳血等，先用此方止之。

6. 小蓟饮子《济生方》

小蓟饮子生地黄24克，
蒲黄9克〈炒〉藕节9克当归5克〈酒浸〉炙甘草5克藏，
滑石12克木通9克山栀子9克淡竹叶9克，
瘀热互结于下焦结匿。
尿道剧痛者，
海金沙琥珀襄。
小便赤涩热痛甚，
石苇桃仁黄柏入方。

注 本方辨证要点：下焦热结血淋证。小便频数，赤涩热痛，血尿，舌红，苔薄白，脉数有力。

7. 胶艾汤《金匮要略》

胶艾汤地黄 12 克 ，

当归 9 克川芎 9 克白芍 12 克甘草 6 克藏。

崩漏冲任损，

止血安胎是效方。

气虚党参黄芪入，

挟瘀还加震灵丹。

胎漏川芎去，

加苎麻寄生襄。

注 本方辨证要点：血虚寒滞，少腹疼痛，月经过多，或妊娠下血，胎动不安，或产后下血，淋漓不断。

第十四章　补益剂

虚者补之，五类顾之

第十四章 补益剂

（一）补气

1. 四味汤 （原名四君子汤《和剂局方》）

人参9克白术9克茯苓9克炙甘草9克汤，
补气健脾基本方。
加陈皮名异功散，
气滞胸闷畅。
脾虚痰湿合〈加〉陈皮半夏名六君子汤，
和胃〈腹胀、腹泻、呕吐〉六君子再加砂仁木香名香砂
六君子汤。
六君子汤加归芍名归芍六君子汤，
气血双调兼柔肝。
归芍六君子汤去半夏名归芍异功散，
舌红苔少阴液伤。
四味汤加首乌白芍名术后饮，
胃手术后代替补液良。

注 本方辨证要点：脾胃气虚，运化力弱。面色㿠白，言语轻微，食少便溏，四肢无力，脉缓弱或细软。

本方加陈皮，名**异功散**，治脾胃虚弱而胸脘胀闷者。

本方加制半夏、陈皮，名**六君子汤**，治脾胃虚弱而有痰湿，见咳嗽痰多，痰白清稀者。

本方加陈皮、半夏、木香、砂仁，即六君子汤加木香、砂仁，名**香砂六君子汤**，治脾胃虚弱寒湿滞于中焦，见腹满胀痛，嗳气，或呕吐腹泻，舌苔白腻。

六君子汤加当归、白芍，名**归芍六君子汤**，治脾阴不足，气血两虚，脘腹胀满，呕吐，咳嗽，少寐者。

归芍六君子汤去半夏，名**归芍异功散**，治脾虚气弱，腹胀腹泻。

四味汤加首乌、白芍，名**术后饮**，用于胃手术后代替补液或减少补液。

2． 参苓白术散《和剂局方》

人参 12 克茯苓 12 克白术 12 克淮山 12 克，
陈皮 9 克炙甘草 12 克炒扁豆 9 克苡仁 6 克藏，
桔梗 6 克砂仁 6 克莲子肉 6 克，
补气健脾化湿痰。

注 本方辨证要点：脾胃气弱而挟湿。饮食不消，或吐或泻，
形体虚弱，四肢无力，胸脘满闷，脉缓弱。

3． 七味白术散 （原名白术散《小儿药证直诀》）

七味炒白术 15 克散小儿用量酌减，
人参 7 克茯苓 15 炙甘草 6 克藏，
藿香 15 克葛根 15 克木香 6 克，
健脾止泻方。

注 本方辨证要点：脾胃久虚，呕吐泄泻，频作不止，肌热
烦渴。

4．补中益气汤《脾胃论》

补中益气汤人参 12 克白术 12 克炙甘草 6 克，

当归 9 克黄芪 15 克陈皮 3 克柴胡 3 克保，

升麻 3 克举清阳，

甘温除热好。

湿困便溏去当归白术，

加苍术木香妙名调中益气汤。

> **注** 本方辨证要点：身热有汗，渴喜热饮，头痛恶寒，少气懒言，或饮食无味，四肢无力，舌嫩色淡，脉虚大。主治脾胃气虚，或气虚下陷引起的脱肛、子宫脱垂、久痢或久疟等症。
>
> 本方加苍术、木香，去当归、白术，名**调中益气汤**，见脾胃虚弱，脘腹胀满，不思饮食，身体倦怠，大便泄，肢节烦痛诸症。

5．生脉散《内外伤辨惑论》

生脉散麦冬 9 克五味子 6 克人参 3 克〈另炖〉，

益气敛汗养阴。

肺病咳嗽显，

百合贝母冬花增。

心烦失眠气津不足，

加柏子仁酸枣仁。

休克血压低，

升麻亦可行。

> **注** 本方辨证要点：暑热伤气，气津两伤，或久咳肺虚。汗多体倦，气短口渴，脉虚者。

（二）补血

1. 四物汤 《和剂局方》

当归 12 克川芎 9 克白芍 12 克熟地黄 12 克，
补血调经基础方。
气虚党参黄芪入，
挟瘀桃仁红花襄。
血虚有寒加炮姜肉桂，
血虚有热加黄芩丹皮。
止血去川芎，
入阿胶棕榈炭。
血虚血滞痛经者，
香附元胡入方。
血虚头痛头晕者，
白芷藁本用良。

注 本方辨证要点：血虚血滞所致的月经不调、痛经，以及一切血虚证而见舌淡、脉细者。

2. 当归补血汤 《内外伤辨惑论》

补血气为先,
黄芪 30 克两当归 6 克二钱。
补气能生血,
生血元气填。
出血若不止,
加龙骨阿胶吴茱萸添。

注 本方辨证要点:劳倦内伤。肌热面赤,烦渴欲饮,脉洪大而虚,重按则微,以及妇人经行、产后血虚发热,头痛,或疮疡溃后,久不愈合者。

3. 归脾汤 《济生方》

归脾汤当归 6 克黄芪 9 克,
四味汤人参、白术、茯苓、炙草各 9 克生姜 3 片大枣 1 枚齐。
龙眼肉 6 克酸枣仁 9 克〈炒〉远志 6 克,
木香 6 克善醒脾。

注 本方辨证要点:心脾两虚,气血不足所致的心悸,健忘,失眠,食少体倦,面色萎黄,舌淡,脉弱。或脾虚不摄所致的月经不调,崩漏带下等症。

（三）气血双补

1. 八珍汤《正体类要》

四物汤合四味汤：八珍汤，
加生姜3片大枣2枚调营卫。
气血宜双补，
阳虚有寒加黄芪肉桂名十全大补汤。
十全大补汤去川芎，
加远志陈皮五味子名人参养营汤。
人参养营汤兼宁心安神之效，
五脏交养备。

注　本方辨证要点：气血两虚，面色苍白或萎黄，心悸怔忡，
食欲不振，气短懒言，四肢倦怠，头晕目眩，舌淡苔白，脉
细弱或虚大无力。

　　本方加黄芪、肉桂，名**十全大补汤**，用治气血两虚而偏
于阳虚有寒者。

　　十全大补汤去川芎，加远志、陈皮、五味子，名**人参养
营汤**，主治与十全大补汤相似，而兼具宁心安神之效。

2. 炙甘草汤 （又名复脉汤《伤寒论》）

炙甘草 12 克桂枝 9 克生姜 9 克人参 3 克，

麦冬 9 克大枣 6 枚与麻仁 9 克，

生地黄 30 克阿胶 6 克〈溶化〉加酒煎，

复脉通阳又滋阴。

大便稀溏者，

去麻仁加酸枣仁。

脉结代心动悸，

龙齿朱砂二味增。

心房纤颤乱脉不整齐，

龙眼肉仙鹤草可调停。

注 本方辨证要点：气虚血少所致脉结代，心动悸，短气，舌光少苔。

附方：

加减复脉汤 《温病条辨》

加减复脉汤，
炙甘草 18 克白芍 18 克干地黄 18 克，
麦冬 15 克麻仁 9 克阿胶 9 克〈溶化〉配，
热邪久留引起的阴伤。

注 本方辨证要点：温热病后期，热邪久留，阴液亏虚，或发热久延不退，阴津已伤。见身热面红，手足心热，口舌干燥，神倦，舌质鲜红，脉虚大者。

3. 泰山磐石散 《景岳全书》

泰山磐石散有八珍汤减茯苓,
加黄芪3克川续断3克去茯苓。
黄芩3克砂仁2克糯米1撮,
健脾养血安胎灵。
心悸失眠者,
龙眼加枣仁。
腰痛加杜仲菟丝子,
胎漏阿胶艾叶增。

> 注 本方辨证要点:妇女妊娠气血两虚,胎动不安,面色淡白,倦怠无力,不思饮食,舌淡,脉浮滑无力或沉弱。或屡有堕胎之出现。

（四） 补阴

1．六味地黄丸《小儿药证直诀》

六味地黄24克丸，
经典滋肾方。
山药12克山萸肉12克，
茯苓9克泽泻9克丹皮9克。
滋阴降火加知母黄柏名知柏地黄丸，
肝肾不足所致眩晕加枸杞子菊花名杞菊地黄丸。
肾虚气喘若呃逆，
加五味子名都气丸尝。
肺肾阴虚又咳血，
加麦冬五味子，名麦味地黄丸彰。
加当归与白芍名归芍地黄丸，
养血能柔肝。
明目地黄丸何所治？
阴虚眼泪干，
枸杞子菊花地黄丸加当归白芍，
石决明白蒺藜合成方名明目地黄丸。

注 本方辨证要点：肝肾阴虚，虚火上炎所致腰膝酸软，头目眩晕，耳鸣耳聋，盗汗遗精，或骨蒸潮热，或手足心热，或消渴，或虚火牙痛，舌燥喉痛，舌红苔少。脉细数。

本方加知母、黄柏，名**知柏地黄丸**，用于骨蒸潮热、盗汗等症。

本方加枸杞子、菊花，名**杞菊地黄丸**，重点用于，肝肾不足所致的视物不清及眼睛涩痛等症。

本方加五味子，名**都气丸**，用于肾虚气喘、呃逆等症。

本方加麦冬、五味子，名**麦味地黄丸**（原名八仙长寿丸），用于肺肾阴虚、咳嗽吐血、潮热盗汗等症。

本方加当归、白芍，名**归芍地黄丸**，用于肝肾两虚，阴虚血少，头晕头眩，午后潮热，腰腿酸痛，足跟痛。

杞菊地黄丸加当归、白芍、石决明、白蒺藜，名**明目地黄丸**，用于肝肾阴虚，目涩畏光，视物模糊，迎风流泪。

2. 左归丸《景岳全书》

左归丸用熟地黄24克，
山药12克山萸肉12克枸杞子12克藏，
菟丝子12克川牛膝9克龟胶12克〈炒珠〉 鹿胶12克
〈炒珠〉配，
纯甘壮水方。
左归饮用六味地黄丸：
去泽泻丹皮加炙甘草，
再加枸杞子，
肾阴不足轻症方。

注　本方辨证要点：肝肾精血亏损。腰腿酸软，眩晕，耳鸣，
盗汗，口舌干燥，遗泄不禁，小便白遗。

　　六味地黄丸加枸杞子、炙甘草，减泽泻、丹皮，名**左归
饮**，功效主治与左归丸相近，但滋补之力则不如左归丸，用
于肾阴不足轻症。

3. 大补阴丸《丹溪心法》

大补阴丸熟地黄18克，
黄柏12克知母12克龟板18克〈酥炙〉。
清源又培本，
阴虚上亢缘阴伤。
盗汗加牡蛎，
糯稻根小麦帮。
虚劳咳血者，
加仙鹤草侧柏叶阿胶襄。

注　本方辨证要点：肝肾阴虚，虚火上亢所致的骨蒸潮热，或咳
嗽咯血，或烦热易饥，足膝痛热，舌红少苔，尺脉数而有力。

附方：

通关丸《兰室秘藏》

通关丸用黄柏30克，
知母30克肉桂2克剂。
尿闭少腹满，
清下膀胱气。

注 本方辨证要点：热蕴膀胱。尿闭不通，少腹胀满等症。

4. 一贯煎《柳洲医话》

一贯煎生地黄18克，
北沙参9克麦冬9克枸杞子9克藏，
当归9克川楝子5克，
养阴兼疏肝。
口苦咽干加黄芩天花粉，
便秘加火麻仁瓜蒌仁襄。
虚热或汗多加地骨皮，
阴虚过甚舌红而干加石斛尝。
痰多加贝母瓜蒌入，
腹痛加白芍甘草方。
胁肋胀痛硬，
散结加鳖甲良。

注 本方辨证要点：肝肾阴虚。肝气不舒所致的胸脘胁痛，
吞酸吐苦，咽干口燥，舌红少津等症。

5. 二至丸《证治准绳》

益_肝肾_{补阴血}二至丸，
头眩失精痉。
旱_{莲草} 18 克女_{贞子} 18 克二味药，
补而不腻全。

> **注** 本方辨证要点：肝肾阴虚。口苦口干，头目眩晕，失眠多梦，遗精体倦。

6. 虎潜丸《丹溪心法》

虎潜_{丸共研为丸，盐汤下} 9 克用锁阳 45 克，
陈_皮 60 克虎_{骨〈狗骨代〉} 30 克白芍 60 克干姜 15 克，
熟_地 60 克龟_板 120 克知_母 30 克黄柏 250 克入，
筋骨痿软方。

> **注** 本方辨证要点：肝肾不足，阴虚内热之痿证。腰膝酸软，筋骨痿软，腿足消瘦，步履乏力，或眩晕，耳鸣，遗精，遗尿，舌红少苔，脉细弱。

7. 拯阴理劳汤 《医宗金鉴》

拯阴理劳汤人参3克麦冬9克，
五味3克百合6克甘草3克橘红6克，
莲子6克苡仁6克白芍6克当归6克生地9克，
龟板9克女贞子9克丹皮6克从。
汗出不眠加枣仁，
痰燥桑白皮贝母攻。
湿痰茯苓制半夏入，
咳血阿胶功。

注 本方辨证要点：阴虚火动，皮寒骨热，食少痰多，咳嗽短气，烦躁。

（五）　补阳

1.　肾气丸 《金匮要略》

金匮肾气丸熟地黄24克，
二山山药、山茱萸各12克茯苓9克泽泻9克丹皮9克，
桂枝3克与炮附子3克，
益火消阴强。
肾气丸加车前子牛膝名济生肾气丸，
脚肿腰重匡。

注 本方辨证要点：肾阳不足所致的腰酸脚软，身半以下常
有冷感，小便不利，或小便反多，脉虚弱，以及痰饮、脚气、
消渴等证。

　　本方加牛膝、车前子，名济生肾气丸，其利尿消肿之力
更强。用于肾阳不足，腰重脚肿，水肿，小便不利。

2. 右归丸《景岳全书》

右归_丸熟地黄24克，
山_药12克山_{茱萸}9克枸杞_子12克藏。
杜仲12克菟_{丝子}12克当归9克鹿_{角胶}12克〈炒珠〉，
肉桂3克熟附_子3克稍_少加扶阳。
去菟_{丝子}、当归、鹿_{角胶}，
加入_炙甘_草名右归饮方。

注 本方辨证要点：肾阳不足，命门火衰，年老久病而出现的气衰神疲，畏寒肢冷，阳痿，精滑，腰膝脚软。

本方去菟丝子、当归、鹿角胶，加炙草，名**右归饮**，用于肾阳不足引起的气怯神疲，腹痛腰酸，阳痿遗精，大便溏，小便多，舌淡苔薄，脉虚细等症。

3. 二仙汤《中医方剂临床手册》

二仙_{仙茅、仙灵脾各}9克巴戟天9克，
知_母6克黄柏6克当归9克联。
温_阳补精泻肾火，
调_{理妇女}冲_任首当研。

注 本方辨证要点：补肾精，泻肾火，调冲任。头眩耳鸣，腰酸乏力，两足欠温，舌质淡，脉沉细。

4．拯阳理劳汤《医宗必读》

拯阳理劳汤人参 9 克白术 6 克甘草 3 克，

当归 3 克黄芪 9 克肉桂 2 克保，

陈皮 3 克北五味 2 克，

益气助阳好。

注　本方辨证要点：益气健脾，助阳固表。劳伤气耗，倦怠懒言，表热自汗，舌淡苔白，脉虚弱。

第十五章 固涩剂

涩可固脱，标本兼顾

第十五章　固涩剂

（一）敛汗固表

1. 玉屏风散《世医得效方》

玉屏_{风散}黄芪 18 克白术 12 克防_风 6 克，
固表止汗方。
表虚恶风者，
加桂_枝解肌良。
_{表虚}自汗如不止，
牡蛎麦_{冬五}味_子襄。

注 本方辨证要点：自汗恶风，面色㿠白，舌淡，脉浮缓。

2．牡蛎散 《和剂局方》

牡蛎散黄芪 30 克，
麻黄根 30 克浮小麦 15 克齐。
营卫不固守，
敛汗效颇奇。
阳虚加白术熟附子，
气虚加党参白术宜。
阴虚加白芍干地黄入，
血虚熟地制首乌提。

注 本方辨证要点：体虚自汗，夜卧尤甚，心悸惊惕，短气烦倦。

3．当归六黄汤 《兰室秘藏》

当归 9 克六黄汤，
阴虚火盗汗，
黄芩 9 克黄连 9 克黄柏 9 克黄芪 18 克生地黄、熟地黄各 9 克，
关尺脉里旺。
加浮小麦麻黄根，
敛阴更止汗。
肾火旺咽干潮热，
滋阴潜阳加知母龟板。

注 本方辨证要点：盗汗发热，面赤口干，心烦唇燥，便难尿赤，舌红，脉数者。

（二）涩精止遗

1. 固精丸 <small>（原名金锁固精丸《医方集解》）</small>

固精<small>丸为细末莲肉煮糊丸</small>潼蒺藜<small>60 克</small>，
芡<small>实</small> <small>60 克</small>莲<small>须 60 克</small>龙<small>骨 30 克</small>〈酥炙〉 牡<small>蛎 30 克</small>
〈煅〉备。
莲肉<small>适量煮</small>糊丸服，
固肾涩精医。
阴虚龟<small>板女</small>贞<small>子</small>入，
阳虚<small>加补骨</small>脂<small>山</small>萸<small>肉</small>施。
<small>肾</small>虚火<small>旺</small>加知<small>母</small>黄柏，
神<small>经</small>衰<small>弱</small>五味宜。

注 <small>本方辨证要点：肾关不固，遗精滑精，腰酸耳鸣，四肢无力，脉细弱。</small>

2. 封髓丹 <small>《医宗金鉴》</small>

封髓丹<small>研细末炼蜜为丸</small>砂仁<small>30 克</small>，
黄柏<small>90 克</small>炙<small>甘</small>草<small>21 克</small>呈。
肾火如妄动，
止遗缘火清。

注 <small>本方辨证要点：肾火妄动而致梦遗失精者。</small>

3. 水陆二味丹 (原名水陆二仙丹《证治准绳》)

水陆二味丹<small>金樱子熬膏和芡实末，同酒糊丸，</small>

芡实、金樱<small>各等</small>分尝。

遗精带下病，

补肾涩精方。

注 <small>本方辨证要点：男子遗精白浊，女子带下，纯属肾亏。</small>

4. 桑螵蛸散《本草衍义》

桑<small>螵</small>蛸 12 克茯<small>神</small> 12 克远<small>志</small> 12 克菖<small>蒲</small> 12 克，

人参 12 克当归 12 克龙<small>骨</small> 12 克龟板 12 克〈醋炙〉水

煎服。

固精<small>止遗</small>缩尿频，

补肾<small>宁心</small>治健忘。

注 <small>本方辨证要点：小便频数，或遗尿，滑精，精神恍惚，健忘，舌淡苔白，脉细弱。</small>

5. 缩泉丸《妇人良方》

缩泉丸益智仁、乌药各等分研末，
酒煮山药末为糊丸酌。
温肾祛寒涩小便，
下元虚冷小便频数却。

注 本方辨证要点：下元虚冷，小便频数，及小儿遗尿。

（三） 涩肠固脱

1. 养脏汤（原名真人养脏汤《和剂局方》）

温补涩肠固脱养脏汤，
泻痢日久康。
人参9克白术9克当归9克白芍15克炙草12克，
诃子皮12克肉豆蔻9克罂粟壳18克〈用石榴皮代〉肉桂9克
木香9克。
洞泄干姜制附子入，
气陷脱肛升麻黄芪襄。

注 本方辨证要点：泻痢日久，脾肾虚寒，滑脱不禁，甚至
脱肛，腹痛喜按喜温，疲倦食少，舌淡苔白，脉迟细者。

2. 桃花汤 《伤寒论》

桃花汤赤石脂24克，
干姜6克与粳米15克。
久痢便脓血，
温中涩肠止痢。
久泻滑脱不禁者，
党参煨肉蔻宜加之。
肠风下血中焦虚寒，
干姜改用炮姜施。

注 本方辨证要点：下痢腹痛，便脓血，日久不愈，脓血色暗，腹部喜温喜按，舌淡白，脉迟弱或微细。

3. 赤石脂禹余粮汤 《伤寒论》

赤石脂30克禹余粮30克，
滑泻两味襄。
助火以生土，
实胃而涩肠。

注 本方辨证要点：固涩止泻。泻痢日久，滑泻不禁。

4. 四神丸《证治准绳》

四神丸破故纸12克，
吴茱萸3克煨肉豆蔻6克五味子6克。
大枣5枚同生姜3片，
温肾久泻止。
肾阳虚甚泻无度，
温补命门火肉桂制附子施。
气陷脱肛者，
党参黄芪升麻加之。
少腹痛甚加小茴香木香，
减去吴茱萸、五味子名澹寮四神丸。

注 本方辨证要点：脾胃虚寒泄泻。黎明前泄泻，不思饮食，食不消化，或腹痛，腰酸肢冷，神疲乏力，舌淡苔白，脉沉迟无力。

　　本方去五味子、吴茱萸，加茴香、木香，名**澹寮四神丸**，用于四神丸证而见少腹痛甚者。

5. 驻车丸《千金方》

驻车丸黄连6克炮姜2克，
当归12克阿胶9克合成方。
久痢伤阴便脓血，
清热养阴止痢良。

注 本方辨证要点：久痢伤阴，赤痢腹痛，里急后重，慢性
痢疾。

（四）固崩止带

1. 固冲汤 《医学衷中参西录》

黄芪 18 克炒白术 30 克山萸肉 24 克白芍 12 克，

煅龙骨 24 克煅牡蛎 24 克海螵蛸 12 克茜草 9 克合，

棕榈炭 6 克五倍子 2 克〈研末冲〉，

气虚崩漏疗效卓。

偏热加生地，

偏寒制附子酌。

注　本方辨证要点：妇女血崩及月经过多，色淡质稀，心悸气短，舌淡，脉虚大或细弱。

2. 清热固经汤 《中医妇科学》

清热固经汤，

三地生地、地榆、地骨皮各 15 克牡蛎 15 克陈棕炭 9 克，

焦山栀 9 克黄芩 9 克炙龟板 24 克〈先煎〉阿胶 15 克〈酒炖冲〉甘草 3 克，

生藕节 15 克止血良。

注　本方辨证要点：妇女血崩及月经过多，下身突然大出血，或淋漓日久，色深红，烦躁不寐，头晕，舌红，苔黄，脉大而数。

3. 完带汤《傅青主女科》

完带汤二术炒白术30克、苍术9克党参6克，
柴胡2克白芍15克炒山药30克甘草3克陈皮2克，
黑芥穗2克车前子9克，
脾虚带下停。
腰酸杜仲菟丝子入，
腹痛艾叶香附行。
病久白带清稀者，
鹿角霜巴戟天增。

注 本方辨证要点：带下病。带下色白或淡黄，无臭，倦怠便溏，面色㿠白，舌淡或正常，苔白，脉缓或弱。

4. 愈带丸《饲鹤亭集方》

当归9克川芎6克白芍9克熟地黄12克，
椿根皮18克黄柏9克高良姜9克。
能清带下止，
黄白赤带亡。

注 本方辨证要点：清湿热，止带下。妇女赤白带下。

5. 震灵丹《和剂局方》

赤石脂 12 克禹余粮 12 克，
紫石英 12 克代赭石 12 克朱砂 3 克藏，
五灵脂 6 克乳香 6 克没药入，
涩通并用崩带删。

注 本方辨证要点：冲任虚寒，妇女崩漏。出血不止，血色紫红或紫黑，夹有血块，小腹疼痛，舌质紫黯，脉沉细弦。

第十六章 安神剂

重可镇怯，养心安之

第十六章　安神剂

（一）重镇安神

1．朱砂安神丸 （原名安神丸《兰室秘藏》）

朱砂 3 克〈水飞〉 与黄连 5 克，

生地黄 15 克当归 9 克炙草 3 克联。

胸中烦热加瓜蒌实，

火盛不寐加莲子心山栀子添。

注 本方辨证要点：心火亢盛，灼伤阴血。心神不安，怔忡失眠，胸中烦热，夜睡多梦，舌红，脉细数。

2．磁朱丸 （原名神曲丸《千金方》）

磁石 60 克朱砂 30 克六曲 120 克为蜜丸，

交通心肾法可安眠。

目昏耳聋肝肾火，

重镇安神亦治痫。

注 本方辨证要点：两目昏花，视物模糊，心悸失眠，耳鸣耳聋。亦治癫痫。

3. 生铁落饮 《医学心悟》

治癫狂用生铁落60克二冬天冬、麦冬各15克，
朱砂2克钩藤12克茯神6克远志6克石菖蒲3克，
玄参6克连翘6克丹参9克配，
胆星5克贝母12克橘红12克茯苓6克同。

注 本方辨证要点：痰火上扰的癫狂证。狂躁不安，喜怒无常，骂詈，舌红绛，苔黄腻，脉弦数。

（二）滋养安神

1. 酸枣仁汤 《金匮要略》

酸枣仁 15 克 川芎 3 克，

茯苓 9 克 知母 6 克 甘草 3 克 同。

虚烦头眩晕，

养血安神功。

阴虚热甚川芎减，

加旱莲草 女贞子 生地 白芍从。

盗汗五味入，

心悸 多梦加 龙齿逢。

心胆虚 心悸多梦 惊醒，

党参 龙齿用有功。

注 本方辨证要点：肝血不足所致的虚烦不得眠，心悸盗汗，头目眩晕，咽干口燥，脉弦或细数。

2．补心丹 <small>（原名天王补心丹《摄生秘剖》）</small>

补心<small>丹（成药）</small>生地<small>120 克</small>当归<small>身 30 克</small>茯苓<small>15 克</small>，

三参<small>人参、玄参、丹参各 15 克</small>二冬<small>天冬、麦冬各 30 克</small>仁<small>柏子仁、酸枣仁各 30 克</small>，

五味<small>子 30 克</small>桔梗<small>15 克</small>远志<small>15 克</small>，

<small>滋阴</small>安神调肾心。

心悸<small>怔忡睡</small>眠不稳，

加龙<small>眼肉</small>夜交藤。

滑精<small>金</small>樱<small>子芡</small>实入，

<small>口燥</small>咽干石斛增。

口舌生疮者，

方<small>内</small>加莲子心。

<small>**注** 本方辨证要点：心肾不足，阴亏血少所致的虚烦心悸，睡眠不安，精神疲倦，梦遗健忘，大便干燥，或口舌生疮，或虚热盗汗，舌红少苔，脉细而数。</small>

3. 柏子养心丸《体仁汇编》

柏子仁 12 克茯神 6 克石菖蒲 6 克，
当归 6 克枸杞子 9 克熟地黄 9 克，
麦冬 6 克玄参 9 克甘草 3 克配，
双调心肾神志得安。
惊悸盗汗者，
龙骨麦冬五味子襄。
记忆减退党参远志酸枣仁，
遗精金樱子芡实、莲须尝。

注 本方辨证要点：营血不足，心肾失调所致的精神恍惚，
怔忡惊悸，夜睡多梦，健忘盗汗。

4. 甘麦大枣汤《金匮要略》

甘草 9 克淮小麦 15 克大枣 4 枚汤，
甘润滋养脏躁安。
心烦失眠者，
加百合柏子仁可入方。

注 本方辨证要点：脏躁病。精神恍惚，时常悲伤欲哭，不
能自主，哈欠频作，或失眠盗汗，舌红少苔，脉细而数。

第十七章　开窍剂

治以辛窜，急救宜之

第十七章　开窍剂

（一）凉开

1. 安宫牛黄丸《温病条辨》

安宫牛黄 30 克 丸 成药，
犀角 30 克 郁 金 30 克 麝香 7 克，
黄芩 30 克 黄连 30 克 山栀 30 克 冰 片 7 克 配，
朱 砂 30 克 珍珠 15 克 与雄黄 30 克。
乙 脑、流 脑、脑 血管 意外 有昏谵属实热者方可用，
开窍又豁痰。
热入心包实 兼有腑实者，
加 大黄末调 尝 服 名牛黄承气丸。

注　本方辨证要点：温热病，热邪内陷，热入心包。高热烦躁，神昏谵语，舌红或绛，脉数。

本方可治小儿惊厥由于痰热内闭者。

方中加生大黄末，名**牛黄承气丸**，用于热入心包，神昏谵语，兼有腑实者。

附方：

牛黄清心丸《痘疹世医心法》

牛黄1克清心丸，
效同安宫方，
朱砂5克郁金6克黄芩9克黄连15克栀子9克，
中风痰火闭结语蹇痰。

注 本方辨证要点：热邪初陷心包，神昏谵语，高热烦躁，
舌红脉数。小儿惊风，痰涎壅盛，烦躁不安；中风，痰火闭
结，神昏语蹇。

2. 紫雪丹 (原名紫雪《和剂局方》)

紫雪丹成药，原方有黄金，现多不用羚牛羊角〈山羊角代〉
镇痉开窍，
石膏滑石寒水石犀角〈水牛角代〉升麻，
麝香磁石朱砂玄参甘草，
青木香沉香、硝石朴硝丁香。
高热烦躁除，
神昏谵语清。

注 本方辨证要点：温热病，邪热内陷，热入心包。高热烦
躁，神昏谵语，抽搐痉厥，口渴唇焦，尿赤便闭，以及小儿
惊厥因于热盛者。

3. 至宝丹《和剂局方》

至宝丹成药〈原方有金箔、银箔，现已不用〉 麝香冰片安
息香，
犀角〈水牛角代〉玳瑁牛黄，
雄黄朱砂琥珀入，
痰浊内闭宜此丹。

注 本方辨证要点：中暑，中恶，中风，温病因于痰浊内闭。
神昏不语，痰盛气粗，身热烦躁，舌红，苔黄垢腻，脉滑数。

（二） 温开

1. 苏合香丸 《和剂局方》

化浊 开窍 神识清，苏合香丸药，
麝 香 沉 香 安 息香 犀 牛角〈水牛角代〉 冰 片，
荜 茇 香 附白 术朱 砂诃子，
青 木香 苏 合香 乳 香白 檀 香 丁 香。

> **注** 本方辨证要点：中风、突然昏倒、牙关紧闭、不省人事，
> 感受秽恶之气、胸腹满痛而冷，痰厥气闭，或突然昏迷。时
> 疫霍乱，欲吐泻不得。

2. 通关散 《丹溪心法附余》

通关 散猪 牙皂 角细辛 各等分研细末吹鼻取嚏，
取嚏得嚏生。
肺气闭皆闭 本方只适宜昏厥属闭证者，
脑 血 管破 裂不宜用 不吻。

> **注** 本方辨证要点：中风或痰厥，猝然口噤气塞，人事不省，
> 牙关紧闭，痰涎壅盛，属闭证、实证者。

3. 行军散 《霍乱论》

行军散：研细末，每服 0.6 克牛黄 15 克冰片 15 克麝香 15 克，

硼砂 15 克硝石 1 克姜粉 2 克珍珠 15 克雄黄 24 克。

辟秽解毒兼开窍，

暑月吐泻腹痛安。

注　本方辨证要点：辟瘟，解毒，开窍。用于夏伤暑热，头目眩晕，腹痛吐泻。

第十八章　驱虫剂

驱消止痛，分类行之

第十八章　驱虫剂

1. 乌梅丸《伤寒论》

安蛔乌梅30克丸，

蜀椒5克细辛6克黄柏6克黄连15克，

人参6克当归5克熟附子6克干姜9克桂枝6克，

寒热邪正兼。

偏热桂枝熟附子干姜细辛去，

偏寒黄柏黄连蠲〈减去〉。

腹痛甚加木香川楝子，

便秘加槟榔枳实玄明粉添。

呕吐甚加吴茱萸法夏，

痛引胸肋加柴胡白芍联。

挟食滞加莱菔子，

胸闷加郁金枳壳宣。

驱虫加使君子，

肤黄加茵陈栀子柴胡填。

注 本方辨证要点：胃热肠寒的蛔厥证。腹痛时作，烦闷呕吐，得食则呕，甚至呕出蛔虫，手足厥冷。

2. 化虫丸 《和剂局方》

化虫 丸研末面糊为小丸鹤 虱 30 克槟榔 30 克，
苦楝 根皮 30 克铅 粉 30 克枯矾 7 克，
杀肠中诸虫，
剧痛吐 清水吐蛔方。

注 本方辨证要点：肠中诸虫。发作时腹中疼痛，有时肠道
内蛔虫成团，肠动增加，痛剧时呕吐清水或吐蛔。

3. 肥儿丸 《和剂局方》

肥儿 丸研末，猪胆为小丸使 君子 5 克槟 榔 5 克木香 2 克，
麦 芽 5 克六 曲 9 克肉豆蔻 5 克〈面裹煨〉黄连 9 克藏。
脾虚加 党参 白术，
便秘加枳 实大黄。

注 本方辨证要点：小儿虫积腹痛，食不消化，面黄体瘦，
腹胀满，发热口臭。

4．胆蛔汤 (经验方)

胆蛔汤乌梅 5 枚〈去核〉榧子肉 15 克槟榔 18 克，
苦楝根皮 15 克使君子 12 克藏。
偏热加黄连黄柏，
偏寒加川椒细辛干姜。
便秘加枳实玄明粉，
腹痛加枳壳木香。
蛔虫肠梗阻，
加木香川朴枳壳大黄。

注　本方辨证要点：胆道、肠道蛔虫，蛔虫性肠梗阻。

5．驱蛔汤 (经验方)

驱蛔汤乌梅 5 枚雷丸 6 克槟榔 9 克，
胡连 3 克使君子 6 克枳壳 5 克白芍 9 克藏。
肠胃有热舌干剥，
杀虫烦躁自安。

注　本方辨证要点：虫积腹痛，烦躁易怒，口燥舌赤干剥，
脉弦细数。

6. 驱绦汤 （经验方）

驱绦_汤是验方，
南瓜子_{肉 60 克略炒香嚼烂先吞服}，
隔时服槟_{榔 30 克煎浓汁服}汁，
无泻玄明_{粉开水冲服}尝。

注 本方辨证要点：绦虫病。

第十九章　催吐剂

高者越之，失血禁之

第十九章　催吐剂

1. 瓜蒂散《伤寒论》

甜瓜蒂3克〈炒黄〉散赤小豆3克、这两味药各等分研末，每服3克，用淡豆豉9克煎汤送服，

豆豉9克水煎三味凑。

心下满而烦，

催吐功可奏。

注　本方辨证要点：痰涎壅盛，胸中胀闷，或饮食过饱，脘腹胀满，脉浮紧或数促，或心下满而烦，饥不能食，手足厥冷，脉乍紧者。

　　本方对误食毒物而尚停留于胃脘时，可急用此方剂催吐出毒物，以防吸收。

2. 三圣散《儒门事亲》

三圣散为粗末,水煎徐徐服之,以吐为度,不必尽剂防风9克，与瓜蒂9克〈炒黄〉藜芦3克〈去苗心〉同攻。

喉中辘辘响，

风痰往上涌。

注　本方辨证要点：中风闭证。失音闷乱或不省人事，牙关紧闭。脉浮滑实者。对于癫痫，浊痰壅塞胸中，以及误食毒物停于胃中者，亦可用之。

3. 盐汤探吐方 《千金方》

千金一口吐，

痰、食厥与毒。

食盐适量炒调开水成饱和盐汤，每服二三碗，

喉间鹅毛拂服盐汤后用鹅毛或手指探喉助吐。

注 本方辨证要点：饮食停于胃，不得消化，致胀满不舒，吐泻不得，或误食毒物，尚停留在胃中者。

经方索引

主要参考资料

[1] 广东中医学院. 方剂学. 上海：上海人民出版社，1974.

[2] 张玉萍. 伤寒论. 汉·张仲景著. 福州：福建科学技术出版社，2012.

[3] 张玉萍. 金匮要略. 汉·张仲景著. 福州：福建科学技术出版社，2011.

[4] 上海中医学院中医基础理论教研组. 中医方剂临床手册. 上海：上海人民出版社，1973.

[5] 天津市南开医院. 中西医结合治疗急腹症. 北京：人民卫生出版社，1972.

[6] 田思胜校注. 丹溪心法. 元·朱丹溪撰. 北京：中国中医药出版社，2008.

[7] 丹溪心法附余. 明·方广编纂. 北京：中国中医药出版社，2015.

[8] 医学心悟. 清·程国彭著. 北京：人民卫生出版社，1963.

[9] 杨金萍. 小儿药证直诀. 宋·钱乙著. 于建芳点校. 天津：天津科学技术出版社，2000.